新規開業300社コンサルの
公認会計士が本音でアドバイス！

ちょっと待った！
その歯科開業

歯科会計の橋本会計
公認会計士・税理士 **橋本 守**

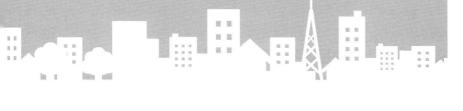

Dd デンタルダイヤモンド社

はじめに

　歯科の新規開業が減少しているといっても、年間 1,500 件超の歯科開業がある現状は、新規開業する歯科医師にとっても開業済の歯科医院にとっても競争が厳しいことに変わりはありません。

　このような厳しい現実のなかで新規開業する歯科医師の先生方は、不安にかられていることと思います。

　ひと昔前であれば、開業済の先輩・ご友人の多くのアドバイスがありましたが、ネット社会への移行のなかで新規開業の情報入手はインターネット上の情報が中心となりました。

　インターネット上の情報は即時性と詳細な内容により、非常に便利なものですが、そのなかには営業的要素が多く含まれた広告情報が氾濫しております。

　例えば、「患者獲得を保証する！」「銀行融資を有利に進める！」等見れば見るほど欲しい情報があふれています。

　しかし、一方でそのような情報に振り回されて過大な負担を強いられて困っている歯科医師の方もいます。

　新規開業する歯科医師の方に、様々な情報を見極める選球眼をもっていただきたい、新規開業を成功させてより良い歯科医療を提供していただきたいそんな思いでこの本を執筆しました。

私も 20 年前に会計事務所を新規開業しました。開業時の苦労、開業後の厳しさは業界は違えどある程度理解しているつもりです。

　少しでも、新規開業する歯科医師の方々の新規開業の成功にお役に立てればと思います。

平成 27 年 1 月吉日

歯科会計の橋本会計
税理士法人橋本会計
公認会計士・税理士　橋本　守

目 次

はじめに

1 いつ開業しようかな？ ・・・・・・・・・・・ 10
（1）開業には準備が必要
（2）目的は診療を継続すること
（3）意思決定をすることが経営者の第一歩

2 開業成功への道 ・・・・・・・・・・・・・・ 13
（1）しっかり開業準備
（2）信頼できる開業パートナー
（3）3ヶ月新患数でスタートダッシュ

3 開業を支えるパートナー ・・・・・・・・・・ 16
（1）新規開業はビジネスチャンス
（2）信頼できるパートナーを探す
（3）開業後も付き合えるパートナー

4 新規開業者数 ・・・・・・・・・・・・・・・ 19
（1）新規開業の現状は
（2）歯科医師適正数は
（3）新規開業は楽になるのか

5 診療報酬の内容は？ ・・・・・・・・・・・・ 22
（1）基本の「き」、1回診療点数（1日当たり点数）
（2）月当り来院回数、月回数
（3）レセプト1件点数

6 立地調査 ・・・・・・・・・・・・・・・・・ 28
（1）立地調査で何をみるか
（2）診療方針と立地調査
（3）開業計画と立地調査

7 借入の準備は早めに！・・・・・・・・・ 31
（1）保証人になってくれる方の確保
（2）担保となる不動産の評価額の算定
（3）勤務医時代の収入を証明する書類

8 借入時のチェックポイント ・・・・・・・ 34
（1）必要な借入金額は
（2）借入年数は短いほどいいか
（3）金利と返済方法は

9 新規開業借入 ・・・・・・・・・・・・・ 38
（1）しっかりと準備して申込む
（2）公的機関からの借入
（3）民間金融機関からの借入

10 親族からの援助 ・・・・・・・・・・・ 41
（1）何をお願いするか
（2）いままでの経緯を検討して
（3）親しいなかにも礼儀あり

11 自己資金 ・・・・・・・・・・・・・・ 45
（1）自己資金はいくら必要か
（2）自分名義の預金は
（3）開業資金贈与の検討

12 リスクヘッジ ・・・・・・・・・・・・ 48
（1）開業後に必要となる生命保険とは
（2）診療所に事故があった場合の保障
（3）治療上の事故があった場合の保障

13 開業時のお金の流れ・・・・・・・・・・・ 51
（1）多額の資金が動く開業資金
（2）運転資金の準備がないと倒産？
（3）いつ収支均衡するのか

14 開業3ヶ月新患数・・・・・・・・・・・・ 55
（1）歯科収入増加のシステム
（2）歯科診療の特徴
（3）安定収入までの行程

15 開業前の節税対策・・・・・・・・・・・・ 60
（1）開業前経費のまとめ
（2）勤務医時代の確定申告
（3）青色申告の届出

16 開業前経費・・・・・・・・・・・・・・・ 63
（1）開業前の支出は開業後の処理
（2）開業費のまとめ方
（3）開業費の税務上の取扱い

17 新規開業1年目の状況・・・・・・・・・・ 66
（1）保険収入は3ヶ月新患数が重要
（2）新規だから自費が少ないわけではない
（3）1年後に新患再初診比を1：1に

18 開業2年目以降の状況・・・・・・・・・・ 69
（1）新患再初診比1：3へ
（2）診療日数の確保
（3）自由診療の患者層づくり

19 開業計画書・・・・・・・・・・・・・・・ 72
（1）開業計画書は融資用だけではない
（2）開業後の計画を立てて状況確認
（3）開業計画書のココに注目

20 スタッフ採用・・・・・・・・・・・・・・・ 77
（1）何人必要か
（2）歯科衛生士の確保は困難
（3）求人票の提出先

21 開業広告・名刺・・・・・・・・・・・・・・ 81
（1）名刺はビジネス社会の必需品
（2）効果的な名刺とは
（3）いつ必要になるのか

22 開業広告・新聞チラシ・・・・・・・・・・・ 83
（1）新聞広告で知らせることは
（2）効果的な新聞チラシの活用は
（3）他の広告との連携

23 開業広告・ポスティング・・・・・・・・・・ 86
（1）ポスティングの活用
（2）効果的な実施方法
（3）一般のDMとの違いを出す

24 開業広告・内覧会・・・・・・・・・・・・・ 89
（1）開業広告としての内覧会
（2）効果的な実施方法
（3）来院者はどれほどか

25 窓口会計 ・・・・・・・・・・・・・・ 92
（1）窓口会計のシステム化を図る
（2）現金入金は全て通帳に入金
（3）小口現金の活用

26 給与計算 ・・・・・・・・・・・・・・ 95
（1）給与はスタッフとのかかわりの第一歩
（2）シンプルイズベスト
（3）専門家の活用を

27 歯科医院の収入の特徴 ・・・・・・・・ 98
（1）保険収入の立上げ
（2）自由診療の立上げ
（3）保険と自費のバランス

28 歯科医院の経費の特徴 ・・・・・・・・104
（1）スタッフなくして診療なし
（2）医療機器もスタッフと同じ
（3）開業時の広告宣伝費

29 スタッフ常勤3人目の決断 ・・・・・・107
（1）1日30人になったら診療室内3名
（2）1日30人になったら専門受付
（3）日曜診療の場合は別スタッフで

30 歯科医師採用の決断 ・・・・・・・・・110
（1）歯科医師1名当りの平均患者数は
（2）特殊診療対応の歯科医師採用
（3）歯科医師の給与設定

31 医療法人化の決断　・・・・・・・・・113
（1）診療収入 6,000 万円、利益 2,000 万円
（2）分院展開の前提
（3）法人化により長期雇用体制を

32 ユニット3台目の決断　・・・・・・・116
（1）開業1年目までに3台
（2）1日平均患者数 20 人までに3台
（3）3台目増設のための購入資金は

33 節税対策　・・・・・・・・・・・・・・119
（1）脱税と節税の違い
（2）節税対策の基本
（3）開業時の節税対策

34 いざという時のために　・・・・・・・124
（1）親族からの借入
（2）生命保険からの契約者貸付
（3）銀行カードのキャッシュローン

35 金融機関との付き合い方　・・・・・・127
（1）開業資金の相談には段取りが必要
（2）借入と預金取引は別物
（3）メインバンクを作る努力

36 会計事務所との上手い付き合い方・・・131
（1）新規開業が得意な会計事務所
（2）歯科専門の会計事務所
（3）毎月訪問がある会計事務所

1 いつ開業しようかな？

ちょっと待った！

・開業には準備が必要！

・目的は診療を継続すること！

・意思決定をすることが経営者の第一歩！

いつ開業しようかな？と思っている間は、なかなか開業準備が進みません。

開業予定日を決めて、今何をやるべきかをはっきりさせると開業までの全体像が見えてきます。

そして、十分な準備をして開業をしましょう。

（1）開業には準備が必要

歯科医院を開業するためには準備が必要です。収入が確実に

見込まれていたらその収入をあてにして、必要なものを買い入れて準備しながら運営していけば良いのかもしれませんが、診療して初めて収入が確定する歯科医院の場合には、開業前に人、物、金、すなわちスタッフ、医療機器、資金を準備することが必要です。

(2) 目的は診療を継続すること

開業準備ができても診療を継続できるようにすることがさらに重要です。歯科医院の新規開業は目的ではなく、歯科医院を継続させるための手段ということです。

よって、開業することばかりに目をうばわれて、肝心の診療方針や診療システムの構築がおろそかになっては意味がありません。

(3) 意思決定をすることが経営者の第一歩

開業前は、歯科医師として治療上の判断をすることは多数あったと思います。

歯科医院を開業してからは、些細なことであっても、歯科医院にかかわることで判断を求められた場合には、院長である先

生が意思決定をしなければなりません。

　意思決定した結果が正しくても間違っていても、その責任は意思決定した院長である先生が負うべきものです。

　歯科医院を経営するということは、治療をする歯科医師としての院長と意思決定をする経営者としての院長がいるということです。

開業までのスケジュール（賃貸）

標準日程	計画年月	スケジュール
開業月	年　　月	開業 税務開業届出
1ヶ月前	年　　月	開設届出 保健所検査 保険医療機関の届出 開業広告
2ヶ月前	年　　月	スタッフ募集
3ヶ月前	年　　月	内装工事着手
4ヶ月前	年　　月	テナント契約 内装工事発注
5ヶ月前	年　　月	融資決定 開業立地決定 内装業者決定 医療機器決定
6ヶ月前	年　　月	医療機器見積
7ヶ月前	年　　月	融資申込
8ヶ月前	年　　月	開業立地 開業計画書

2 開業成功への道

ちょっと待った！

- しっかり開業準備！
- 信頼できる開業パートナー！
- 3ヶ月新患数でスタートダッシュ！

開業成功への道は、簡単なものではありません。

しかし、開業準備の中でした苦労は必ず報われます。

開業準備期間以上に長い、今後の診療所運営のための準備期間ととらえて前向きに対応しましょう。

(1) しっかり開業準備

開業を決意して、明日から開業できれば苦労はいりませんが、現実は厳しいものです。

いままで人に頭を下げたことがなかった先生方でも、各所にお願いに行ったり、慣れない数字を使って開業関係書類を作成したり、いままでの経験していないことをしなければ、開業まで辿り着かないことがおわかりになるでしょう。

開業を成功させるためには、しっかりとした準備期間と準備が必要です。

（２）信頼できる開業パートナー

自分の診療所の開業だからといって、全てのことを先生お一人で準備しようと思わないでください。

歯科診療所の開業後にあっても、スタッフの協力なくしては歯科医院の運営ができないように、開業準備にあっても信頼できるパートナーなくしては開業の成功はありません。

大切なのは、開業準備を通じて信頼できるパートナーを得ることです。

その人達は歯科医院開業後も先生を支えるパートナーになってくれるはずです。

(3) 3ヶ月新患数でスタートダッシュ

　歯科開業から1年位の患者数の状況は開業3ヶ月の新患数の影響が大です。
　特に保険診療は患者数が一定数にならないと、安定数まで立上りません。
　是非、開業からのスタートダッシュを心掛けてください。

3 開業を支えるパートナー

ちょっと待った！

・新規開業はビジネスチャンス！

・信頼できるパートナーを探す！

・開業後も付き合えるパートナー！

　開業を支えるパートナーを得ることは、開業準備をするにあたり、非常に心強いものです。

　しかし、開業にかかわるすべての人々が先生の味方というわけではありません。開業にかかわる各種の金銭的なものがあるからです。

　そのような中から開業を支える信頼できるパートナーを見つけることが開業準備の第一歩です。

（1）新規開業はビジネスチャンス

　1件の新規開業があると5,000万円から1億円近いお金が動きますから関係者にとっては大きなビジネスチャンスです。

　よって、自己のビジネスにつなげようとして、先生にいろいろな面からアプローチをしてきます。場合によっては、その意識が強すぎて結果的に先生が損害を被ることもあります。

　「ただより高いものはない」とよく言われるように、甘い言葉には気を付けなければなりません。

（2）信頼できるパートナーを探す

　開業準備は先生お一人でやることは大変な労力が入ります。信頼できるパートナーを見つけて協力しながら準備することが必要です。

　それでは、どこで信頼できるパートナーを探せばいいでしょうか？

　ネットで検索すれば、おいしい誘い文句の多数の候補が見つかるかもしれません。

　しかし、事を急いではいけません。信頼できる人は信頼できる人から紹介していただくのが一番です。

親族、先輩歯科医師、友人等既に開業している方々からの意見を聞けば、きっと信頼できる人を紹介いただけると思います。

実際は、**この信頼できるパートナーを探すことができれば、ほぼ開業準備は成功したといってもいいでしょう。**

（３）開業後も付き合えるパートナー

開業準備で知り合った信頼できるパートナーは、開業後もお付き合いすべきパートナーとなると思います。

開業準備の苦労やうれしさを共有しているだけに、何事にも親身になって相談にのっていただけるはずです。

4 新規開業者数

ちょっと待った！

・新規開業の現状は！

・歯科医師適正数は！

・新規開業は楽になるのか！

　開業するに際して同業者の状況を把握することは重要なことです。特に年代により開業形態が近い歯科医院の場合にはなおさらです。

　さらに、立地決定や診療方針にも影響が出てくるかもしれません。その中で、先生ご自身の力を十分にだせる歯科医院の開業を目指してください。

(1) 新規開業の現状は

現在の歯科医師数は 68,701 人（平成 25 年 9 月現在）です。毎年の新規開業は約 1,500 件あります。

過去においては、新規開業が 2,000 件近くあった頃もありましたが、徐々に減少してここ数年は約 1,500 件になっています。

(2) 歯科医師適正数は

歯科医院の需給問題として、歯科医師適正数がどれ位かという議論がなされてきましたが、平成 26 年 10 月に日本歯科医師会から文部科学大臣宛に、適正歯科医師数は 82,000 名、今後の新規参入歯科医師数は 1,500 名程度を上限とするという方針が示されました。

(3) 新規開業は楽になるのか

歯科医師の需給問題が抜本的に解決されるとすると、新規開業の厳しさは少し緩和されるかもしれません。

しかし、過去数十年の新規開業の激戦のなかで、歯科医院は

受け身の診療から自身での患者獲得に向けて種々の対応をしてきました。

　具体的には、開業時の開業広告、患者向けの情報発信としてのHPの作成、自由診療メニューの追加、予約システムの導入等、他の診療科目以上にマーケティングの発想をとりいれた取組をしています。

　このような状況では、需給問題の解決が即、新規開業の厳しさがなくなるとは思えません。

　厳しい状況のなかでの新規開業を前提にご準備ください。

新規開設数

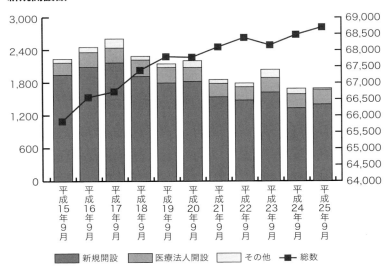

5 診療報酬の内容は？

ちょっと待った！

・基本の「き」、1回診療点数！

・月当り来院回数、月回数！

・レセプト1件点数！

　保険診療については、その内容が公表されているデータも多数あるので、それを参考にして、自己の診療内容の状況を確認することができます。

　公表データの中でも「社会医療診療行為別調査」が参考になると思います。

(1) 基本の「き」、1回診療点数（1日当たり点数）

　保険収入は患者さんの1回当りの診療点数をもとに月間の

表1 診療行為別にみた1件当たり点数・1日当たり点数・1件当たり日数

診 療 行 為	1件当たり点数 平成25年(2013)	1日当たり点数 平成25年(2013)
総　　　　　　　　数	1265.4	639.0
初　・　再　　　診	157.1	79.3
医　学　管　理　等	142.2	71.8
在　宅　医　療	26.4	13.3
検　　　　　査	80.0	40.4
画　像　診　断	49.6	25.0
投　　　　　薬	17.6	8.9
注　　　　　射	0.2	0.1
リハビリテーション	0.4	0.2
処　　　　　置	237.4	119.9
手　　　　　術	39.2	19.8
麻　　　　　酔	3.3	1.7
放　射　線　治　療	0.2	0.1
歯冠修復及び欠損補綴	497.4	251.1
歯　科　矯　正	2.3	1.1
病　理　診　断	1.0	0.5
入　院　料　等	8.6	4.4
（1件当たり日数）	(1.98)	

(各年6月審査分)

診療行為別にみた1日当たり点数の構成割合

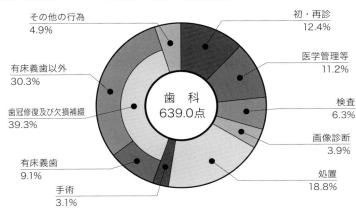

歯　科　639.0点

- その他の行為 4.9%
- 有床義歯以外 30.3%
- 歯冠修復及び欠損補綴 39.3%
- 有床義歯 9.1%
- 手術 3.1%
- 処置 18.8%
- 画像診断 3.9%
- 検査 6.3%
- 医学管理等 11.2%
- 初・再診 12.4%

表2 社会医療行為別調査

項目	平成14年	平成15年	平成16年	平成17年	平成18年	平成19年	平成20年
レセプト1件点数	1,382.6	1,453.3	1,402.9	1,360.0	1,255.4	1,341.0	1,287.7
月回数	2.33	2.44	2.27	2.27	2.16	2.21	2.12
1日当り点数	593.4	595.6	618.0	599.1	581.2	606.8	607.4
(1日当り点数内訳)							
初診・再診	77.0	77.2	84.7	85.0	67.8	69.2	70.5
指導管理等	43.5	43.1	50.6	49.8	58.7	57.1	74.9
在宅医療	3.2	7.0	5.9	3.2	4.2	4.5	5.3
検査	32.2	31.4	33.4	33.3	36.2	36.1	38.1
画像診断	21.1	19.6	21.9	21.5	21.6	22.2	22.7
投薬	10.1	10.6	11.7	11.2	10.3	10.6	10.3
注射	0.5	0.6	0.6	0.7	0.5	0.5	0.6
リハビリテーション	0.2	0.1	0.1	0.1	0.0	0.1	0.1
処置	91.4	92.9	95.1	97.0	91.8	102.2	99.2
手術	22.6	22.5	23.5	19.9	19.4	18.7	17.9
麻酔	1.4	1.6	1.5	1.6	1.4	1.3	1.6
放射線治療	0.1	0.1	0.1	0.1	0.1	0.1	0.1
歯冠修復及び欠損補綴	286.1	284.5	285.1	272.0	265.0	280.4	260.2
歯科矯正	0.2	0.2	0.8	0.4	0.6	0.2	1.1
病理診断	-	-	-	-	-	-	0.3
入院料等	3.9	4.3	3.1	3.4	3.4	3.6	4.5

患者数により決定されます。

よって、患者さん1回当りの診療点数がどの程度になるかということは保険収入に対して重要なことです。

1回当り診療点数は全国平均で約600点です。

まず、ご自身の現状の1回診療点数がどの程度になっているか確認してください。

出典：社会医療診療行為別調査

項目	平成21年	平成22年	平成23年	平成24年	平成25年	前年比
レセプト1件点数	1,293.4	1,294.6	1,250.2	1,277.1	1,265.4	△ 11.7
月回数	2.10	2.08	1.98	2.01	1.98	△ 0.0
1日当り点数	615.9	622.4	631.4	636.5	639.0	2.5
(1日当り点数内訳)						
初診・再診	68.6	77.2	79.3	78.7	79.3	0.6
指導管理等	77.1	76.9	81.8	69.1	71.8	2.7
在宅医療	13.0	14.8	13.1	16.7	13.3	△ 3.4
検査	38.6	38.1	40.9	38.9	40.4	1.5
画像診断	22.4	22.7	23.4	24.2	25.0	0.8
投薬	10.5	10.4	9.7	9.3	8.9	△ 0.4
注射	0.5	0.5	0.4	0.1	0.1	0.0
リハビリテーション	0.1	0.3	0.2	0.3	0.2	△ 0.1
処置	97.6	101.5	104.4	115.0	119.9	4.9
手術	19.3	19.2	19.0	18.1	19.8	1.7
麻酔	1.6	1.6	1.7	1.6	1.7	0.1
放射線治療	0.1	0.1	0.1	0.1	0.1	0.0
歯冠修復及び欠損補綴	259.6	252.8	251.3	257.9	251.1	△ 6.8
歯科矯正	1.1	0.8	1.2	0.5	1.1	0.6
病理診断	0.4	0.5	0.3	0.3	0.5	0.2
入院料等	5.3	5.1	4.2	4.2	4.4	0.2

　平均より低い場合、高い場合があると思いますが自身の1回当りの診療点数を診療行為別点数にして分析するとより平均値との比較がし易くなると思います。

　全国平均の診療行為別点数の参考として厚生労働省から公表されている社会医療診療行為別調査（表1、2）を参照してください。

表1からすると、1日当たり639点になります。

（2）月当り来院回数、月回数

また、1回当たり診療点数は治療回数との関係でも異なります。月回数とは、1ヶ月当りの保険診療の治療回数を言います。**月回数の全国平均は約2回です。**

例えば継続的に来院している再診の患者さんが週1回で月4回、新規初診の患者さんが平均で月2回、再初診の患者さんが月1回というように、患者さんの来院理由や治療内容により、患者さんの月回数は異なりますが、レセプト1枚当たりの月回数は、平均すると約2回になるということです。

よって、新規開業の場合は新規初診がほとんどで、なおかつレセプト枚数が少ないことからアポイントに余裕があるはずです。**よって、開業当初の平均の月回数は平均よりも多い3回程度になるのが通常です。**

（3）レセプト1件点数

1回当たり診療点数と月回数を乗じた点数がレセプト1件点数となります。このレセプト1件点数により、集団的個別指導

等の確認が行われるので、先生方にはレセプト1件点数のほうが、レセプト1回点数よりもなじみがあるかもしれません。

レセプト1件点数の高低は、レセプト1回点数と月回数の高低により左右されます。新規開業の場合は月回数が高くなる傾向にあるため、レセプト1件点数も高いものになります。

過去に開業した先生のレセプト1件点数を分析すると、月回数を少なくして1回点数が高い場合や、月回数を多くして1回点数を低くしている場合等、先生により内容は様々です。

多くの場合、開業前の勤務医時代の診療スタイルが、開業後にも反映される傾向にあるように思います。

開業前にご自身のレセプト1回点数、月回数、レセプト1件点数については把握しておくことをお勧めいたします。

そのうえで、**全国平均との比較をしてご自身の診療スタイルを決定していくことが重要です。**

また、全国平均の数値は平均的な歯科医院における保険診療の平均値という意味がありますから、同様の状況における歯科治療のモデルになるといってもいいかもしれません。

6 立地調査

> **ちょっと待った！**
>
> ・立地調査で何をみるか！
>
> ・診療方針と立地調査！
>
> ・開業計画と立地調査！

　立地が決まらなければ、開業できないので立地調査は開業準備の中でも重要なものです。

　しかし、全ての人がいいと思う開業立地とご自身の診療方針に合う立地は、必ずしも同じではないということも考えてください。

（1）立地調査で何をみるか

　立地調査による結果がそのまま開業後の患者数となるなら、

新規開業も楽なものです。

　また、歯科医院に絶対的な最高の立地があるなら、これも楽なことです。

　過去に開業した先生方は、ご自身の開業地に納得して開業している場合がほとんどだと思います。

　開業立地の良し悪しは立地そのものにもありますが、開業する歯科医師自身により作られていくものだと思います。

　よって、**立地調査で大事なのは、先生ご自身の診療方針と開業地が合っているか、または、診療方針を妨げる要素が少ないということです。**

　まず、診療方針をしっかり決めて立地調査の結果を判断してください。チェックするポイントが違ってくると思います。

（2）診療方針と立地調査

　診療方針がしっかりと決まれば、その方針にあった立地かどうか、また、将来的に診療方針にそうような立地となるかを確認してください。

　診療方針が決まれば、対象とする患者層をイメージできますから、その患者層にあわせた診療時間等の基本事項が想定できます。

そのような前提をもって、開業候補地の他の歯科医院の状況をみれば、もっと具体的に立地を検討することができるはずです。
　単に、１日何人の患者数が見込めるというような立地調査の結果を信じて、開業地を決定するよりは有意義な立地検討ができるはずです。

（３）開業計画と立地調査

　立地がある程度見込まれたら、その立地で開業した場合の開業計画書を作成してみると、更に立地の具体的な検討ができます。
　収入面においては、その立地で３ヶ月新患者数がどれくらい見込めるか？
　経費面においては、家賃相場、給与水準、スタッフの採用のしやすさ等の検討が必要です。その結果として、収支採算点は何ヶ月位かという検討をしていくと、おのずと結論は導き出されると思います。

7 借入の準備は早めに！

ちょっと待った！

- 保証人になってくれる方の確保！

- 担保となる不動産の評価額の算定！

- 勤務医時代の収入を証明する書類！

　開業資金を全額自己資金で調達できればいいのですが、必要資金が総額5,000万円位になると全額自己資金は難しいものです。かといって、自己資金が蓄積されるまで勤務していては開業のタイミングを逃してしまいます。

　そこで、開業するためには金融機関からの借入が必要となります。

　この借入手続きが開業準備のなかでも難しい項目となります。

　借入手続きに入る前にできることがありますので、しっかり

と準備してください。

（１）保証人になってくれる方の確保（親族、知人等）

　保証人は借入の返済ができなくなった場合に借入残額を本人にかわって支払う義務を負う方です。
　よって、保証人を依頼されると本音では断りたいと思うのが通常です。保証人になってくれるのは、やはり親族が中心となります。ご結婚されている場合には、奥様のご両親の場合もあるでしょう。
　保証人がいるかどうかで借入できるかどうかに影響がありますし、金利自体にも違いがでてきますからなんとしても保証人の確保はしてください。
　それでは、どんな方が保証人に適しているかというと、安定的な収入がある方や不動産等の財産をお持ちの方です。

（２）担保となる不動産の評価額の算定（土地、建物）

　担保提供できる不動産があると借入条件が更に有利になります。
　そこで、開業準備に入ったら担保となる不動産を特定してそ

の不動産の状況を確認するために登記簿謄本を準備してください。

　この登記簿謄本の内容から正式な住所や土地・建物の面積、評価額を算定する資料が確認できます。

（3）勤務医時代の収入を証明する書類

　個人開業をすると確定申告をすることにより収入、税額が確定します。開業により借入をする場合には、まだ、事業開始前なので個人の収入、税額を確定するものは勤務医時代の給与しかありません。給与収入を証明する書類は**年末調整をしている場合は勤務医時代の給与の源泉徴収票**となりますし、**確定申告をしている場合には確定申告書**となります。

　このいずれかがないと個人時代の収入の証明がとれないのでご注意ください。

　特に、**開業前年については源泉徴収票又は確定申告書の準備を忘れないようにしましょう。**

8 借入時のチェックポイント

> **ちょっと待った！**
>
> ・必要な借入金額は！
>
> ・借入年数は短いほどいいか！
>
> ・金利と返済方法は！

　開業資金を借入したら診療収入の中から返済しなければなりません。しかし、開業資金を借りることに腐心するあまり、内容を吟味しないでしまうと開業後にひと苦労です。最低限のチェックはしておきましょう。

（1）必要な借入金額は

　借入金額は開業計画書を作成して必要金額を借入することが基本です。ここで、**無理して借入金額を下げるよりは、借りら**

れるなら余裕をもっての借入金額としてください。

　開業計画上、無理して借入金額を引下げて借りた後、借入が必要となっても開業1年内の借入はかえって難しくなります。

（2）借入年数は短いほどいいか

　借入年数は借入使途（何のために借りたか）により金融機関から提示されます。設備資金購入のための借入なら10年から20年返済、経費支払等の運転資金のための借入なら5年から7年が通常です。

　特に、設備資金借入については金額も大きいので、返済期間は長めに設定したほうがいいと思います。資金に余裕ができた時点で内入れ（繰上げ）返済することも可能です。

　返済の据置期間については、6ヶ月から1年とするのが通常です。この据置期間中には金利の返済のみとなるので、収入立上げ期間は資金上楽になります。

（3）金利と返済方法は

　借入金利はここ10年低金利の状況が続いています。よって、以前のように金利引下げ競争的な銀行交渉はなくなりました。

借入金返済額表（月額、元利均等返済）

100万円当りの月額返済額（元利均等）

金利/返済期間	5年	6年	7年	8年	9年
2.0%	17,527	14,750	12,767	11,280	10,125
2.2%	17,615	14,838	12,855	11,369	10,214
2.4%	17,703	14,926	12,944	11,459	10,304
2.6%	17,791	15,015	13,033	11,548	10,394
2.8%	17,879	15,104	13,123	11,638	10,485
3.0%	17,968	15,193	13,213	11,729	10,576
3.2%	18,057	15,283	13,303	11,820	10,668
3.4%	18,146	15,373	13,394	11,912	10,761
3.6%	18,236	15,463	13,485	12,004	10,853
3.8%	18,326	15,554	13,576	12,096	10,947
4.0%	18,416	15,645	13,668	12,189	11,040
4.2%	18,506	15,736	13,761	12,282	11,135
4.4%	18,597	15,828	13,853	12,376	11,230
4.6%	18,688	15,920	13,946	12,470	11,325
4.8%	18,779	16,012	14,040	12,564	11,421
5.0%	18,871	16,104	14,133	12,659	11,517

できるだけ低い金利にしたいところですが、現状の適正金利であればOKということでしょう。それよりも、**制度融資の活用、金利補助融資の活用により、実質金利を下げる工夫をしたほうが得策です。**

金利水準の確認については、保証料、団体信用保険料の負担がどのようになっているかも確認してください。

借入金の返済方法には、借入元金を均等に返済する元金均等返済と、月々の返済金額を一定とする元利均等返済があります。

金融機関によって、返済方法を指定してくる場合と選択する

単位:円

金利/返済期間	10年	11年	12年	13年	14年	15年
2.0%	9,201	8,445	7,816	7,284	6,829	6,435
2.2%	9,291	8,536	7,907	7,376	6,921	6,527
2.4%	9,381	8,627	7,999	7,468	7,014	6,620
2.6%	9,472	8,718	8,091	7,561	7,107	6,715
2.8%	9,564	8,810	8,184	7,654	7201	6,810
3.0%	※9,656	8,903	8,277	7,749	7,296	6,905
3.2%	9,748	8,997	8,372	7,844	7,392	7,002
3.4%	9,841	9,091	8,466	7,939	7,489	7,099
3.6%	9,935	9,185	8,562	8,036	7,586	7,198
3.8%	10,029	9,280	8,658	8,133	7,684	7,297
4.0%	10,124	9,376	8,755	8,231	7,783	7,396
4.2%	10,219	9,473	8,852	8,329	7,883	7,497
4.4%	10,315	9,570	8,950	8,428	7,983	7,598
4.6%	10,412	9,667	9,049	8,528	8,084	7,701
4.8%	10,509	9,765	9,148	8,629	8,186	7,804
5.0%	10,606	9,864	9,248	8,730	8,288	7,907

※ 例)1,000万を10年、3%で借入した場合の月返済額(元利均等返済)
　1,000万円 / 100万円 ×9,656 = 96,560円

場合があります。

同一条件の場合は、総返済額は元利均等返済の方が大きくなります。

また、月々の返済額は前半は元利均等返済が少なく、返済期間の後半は元金均等返済が少なくなります。

この違いは、元金均等返済の場合は早めに元金の返済に支払額が充当されるため、総支払金額が少なくなるからです。

9　新規開業借入

ちょっと待った！

・しっかりと準備して申込む！

・公的機関からの借入！

・民間金融機関からの借入！

　立地が決定した後の開業準備で重要なことが、開業資金借入です。

　借入の手続きが上手くいけば、開業準備の半分位の目途が立ったような気がします。

　しっかりと準備して対応してください。

(1) しっかりと準備して申込む

　新規開業準備で実際とのギャップが大きいのが借入です。

いくらでも借りられるだろうとたかをくくって臨むと、残念な結果になります。

今までの歯科医師という立場から新規開業の事業主として、金融機関に臨んだときの厳しさを味わうことになります。

他人のお金を借りて事業をすることの難しさを思い知る場面でもあります。いずれにしてもしっかりと準備して臨みたいものです。

（2）公的機関からの借入

実績のない新規開業融資の場合は、新規向けの融資メニューがある金融機関や、公的な金融機関を中心に借入を進めていくことをお勧めいたします。

そういう意味で**日本政策金融公庫の新規開業融資や、保証協会保証のついている都道府県・市区町村の創業支援融資を中心に、借入を組立てていくことがよいと思います。**

（3）民間金融機関からの借入

民間金融機関のいいところは、機動性と柔軟性が高いということでしょうが、新規開業融資については対応が厳しいのが通

常です。
　よって、親族やご友人の紹介があったり、提供する担保が十分な場合以外は、開業して業績が安定してからの申し込みをお勧めいたします。

10 親族からの援助

ちょっと待った！

・何をお願いするか！

・いままでの経緯を検討して！

・親しいなかにも礼儀あり！

　新規開業することは、独立して自立することですが、自分ではどうにもならないこともあります。

　そのような時に親族のアドバイスや資金援助はありがたいものです。

　親族のお気持ちをいただいて、新規開業を成功させて恩返ししましょう。

（１）何をお願いするか

いざというときに頼りになるのは、やはり親族です。特にご両親には開業してからもお世話になることが多いと思います。

新規開業にあたりどのような協力をお願いすればいいでしょうか。

①借入時の担保提供

借入金額が2,000万円を超えるようだと全額無担保による借り入れは難しくなります。

このような場合には不動産担保の提供をして借入するのが通常です。

先生ご自身が不動産を所有していれば、その物件を担保にということもありますが、多くの場合その不動産が借入の担保となっていて、実質的に新規借入の担保になりません。

そこでご両親の所有する不動産の担保提供をお願いすることになります。

②借入時の保証人

不動産を担保提供していただいたうえに、借入の保証人をお願いするのは心苦しいのですが、保証人を要求されることがあ

ります。

　不動産の担保提供と保証人を同時にお願いしてください。

③資金援助

　ご両親に資金余力があるような場合には、直接資金援助をお願いしてください。資金援助の方法は先生ご自身との貸し付けにするか、先生への贈与とするかは個別事情により異なりますのでよく検討してください。

（２）いままでの経緯を検討して

　ご両親からの援助を受ける前に、ご両親から先生のためにいままでに実施している資金的なことがあるか確認してください。

　たとえば、毎月一定額を預金しているとか、先生名義で生命保険に加入しているとか、いろいろあると思います。

　いままでの経緯を確認して、そのことが無駄にならないような対応をしてください。

(3) 親しいなかにも礼儀あり

　ご両親からの種々の援助をいただいた場合にはそのことをできるだけ書面に残し、約束されたことは実行するようにしてください。
　そこで取り交わした書面は、将来役立つことがありますから、最低限の礼をつくすようにしてください。

11 自己資金

ちょっと待った！

- 自己資金はいくら必要か！
- 自分名義の預金は！
- 開業資金贈与の検討！

　自己資金は返済する必要のないお金ですから、開業後の資金上は安心して使えるお金です。

　よって、準備できれば多くあった方がいいことは言うまでもありません。

　一方、開業のタイミングを考えると自己資金の蓄積を行っていては、そのタイミングを逃してしまう危険もあります。

　全体の中で、バランスを考えて対応しましょう。

（１）自己資金はいくら必要か

　開業計画書を作成する時に必ず、自己資金はどのくらいありますかと質問されます。

　ここでいう自己資金とは、開業するために自由になる資金のことをいい、金利や返済が必要のない資金のことです。

　通常、開業資金の２割位は自己資金であることが良いとされています。5,000万円の開業資金の場合は1,000万円ということになります。

　歯科医師の平均開業年齢が30歳とすると、大学を卒業して４年から５年で1,000万円を蓄積することになりますから、かなりのペースで蓄積をしないと自己資金はできないことになります。

　かといって、自己資金の蓄積まで待っていては、開業のタイミングを逃がす恐れもあります。

（２）自分名義の預金は

①現状の貯蓄及び開業までの蓄積

　現状の預金とこれからの蓄積予定の預金を計画してください。多少は節約に励まねばならないかもしれません。

②他のご自身名義の預金の確認

　自分自身では蓄積していなくても、ご両親が先生のために蓄積していた先生名義の預金があるかもしれません。年間の贈与税の非課税の範囲で預金積立をしている場合がよくあります。子供が成人したら渡そうとか、ご結婚資金にしようとか目的は様々ですが、先生のために蓄積した預金のはずです。

　この蓄積は、年間の贈与税非課税の範囲であれば、実質は先生の預金ということなので、開業時の自己資金として活用できるものです。

　ただし、**年間の贈与税非課税の範囲以上に蓄積した預金については、過去の経緯を確認して適正な税務処理をしてから、開業資金としたほうがいい**のでよく確認をしてください。

（3）開業資金贈与の検討

　現行の**贈与税の規定のなかに2,000万円までの資金について、贈与時には贈与税がかからない制度があります。**

　この制度は相続時精算課税制度というもので、相続発生時に過去の贈与の精算をするというものです。現状、ご両親に贈与できる資金がある場合には、この制度の利用も検討すべきです。

12 リスクヘッジ

ちょっと待った！

・開業後に必要となる生命保険とは！

・診療所に事故があった場合の保障！

・治療上の事故があった場合の保障！

　人は生活するうえで様々なリスクを抱えています。歯科医院を開業すると、それに加えて事業上のリスクが加わります。リスクの質や金額が大きくなりますから制度的に対応する必要があります。

（1）開業後に必要となる生命保険とは

　死亡に対するリスクヘッジですが、開業前から加入している生命保険があれば、この際に見直すことをお勧めします。

まず、**保障額は事業上のリスクが加わりましたので、総額1億円位で検討してください。**

　この種の保障は開業資金借入時に団体信用生命保険に加入していれば、その分は減額してもいいでしょう。

　保障の金額が大きくなったので保険の種類は、保障額を重視して保険料を割安にするように、逓減保険の加入がいいでしょう。逓減保険はだんだん保障額が減少していく保険なので、借入の返済に対応した保険として適しています。保障額が減少していく分、保険料は通常より割安になっています。

　開業後、経営が安定したら保障額の見直しと、解約返戻金の割合の高い保険に組替えをしてください。

　また、歯科医師会の加入にともない生命保険の加入制度がありますので、保障内容がダブらないように注意も必要です。

（2）診療所に事故があった場合の保障

　損害保険は物的損害や事故損害へのリスクヘッジです。

　診療所の火災、事故等に関する保険ですので、必ず加入してください。歯科医院の場合は水回りの設備が多いですから、水漏れ対応があるものにしてください。

　また、盗難被害も想定できますから盗難保険も付加してくだ

さい。

　警備保障を委託している場合にはその料金に火災保険料等が含まれている場合があるので、二重にならないように注意が必要です。

（3）治療上の事故があった場合の保障

　歯科医院の治療上の損害賠償に備える保険です。歯科医師会加入の場合には、歯科医師会を通じての加入の場合がほとんどです。
　それ以外は自分で加入することになるので忘れずに加入してください。

開業時加入の保険

項目	歯科医師賠償保険	損害保険	生命保険
加入目的	治療による損害賠償への対応	診療所の火災等の補償	本人死亡による補償
申込先	損害保険会社	損害保険会社	生命保険会社
保険料概算額	年額 6,280〜11,000円	年額 20,000〜50,000円	5,000万円 月額12,200円 （31歳・男）
留意点	・歯科医師会経由の加入が多い ・未加入の場合は個人加入	・警備料の内容を確認して加入 ・家賃発生時から加入	・診療所関係の損失補填 ・ご家族の補償

13 開業時のお金の流れ

ちょっと待った！

- 多額の資金が動く開業資金！
- 運転資金の準備がないと倒産！
- いつ収支均衡するのか！

　新規開業時は、開業資金の調達（借入）から開業資金の支払いと多額の資金が動いた後、**開業してからは収入と支払いのバランスが取れる（収支均衡点）まで、順調にいって1年位要します**。

　収支均衡点にいたるまでの資金不足を埋める資金が運転資金です。

（1）多額の資金が動く開業資金

　開業資金の平均的な金額は 5,000 万円から 6,000 万円です。この資金を自己資金、借入金、リース等により調達することになります。自己資金以外のお金は開業後の収入により返済しなければならないお金です。

　開業資金の使い方は、それぞれの支出金額が多額になるため、事前に開業計画書で計画した金額により、コントロールしていかないと整理がつかなくなります（過剰に使ってしまいます）。

　使い過ぎてしまうと、開業後に必要となる運転資金不足になり、開業したものの資金不足により家賃や給料が払えなくなり歯科医院の運営ができなくなります（一般の会社では倒産）。

（2）運転資金の準備がないと倒産？

運転資金の準備不足は即倒産となりかねません。

　ちょと待ってください、開業後の収入がありますよ！と言いたいところですが、歯科医院の場合は、保険収入の8割位は入金が請求してから2ヶ月後です。しかも、開業したての場合はまだ保険収入自体が低いので、必要支払額を賄うくらいの金額になっていないのが通常です。

よって、**開業２ヶ月間は窓口入金と自由診療の現金入金が全てなのです。開業後に運転資金が必要な理由がここにあります。**

（３）いつ収支均衡するのか

　それでは、いつになったら収入と支払いが均衡するのかというと、順調に収入が推移している場合でも、６ヶ月から１年位要します。

　このいつ収支均衡するかを事前にシュミュレーションするのが、開業計画書の資金計画です。

　あくまでも計画段階のシュミュレーションですから、多少の誤差はありますが、開業計画書により事前に想定できていれば、実際の状況により軌道修正しながら、資金不足にならないように対応できます。

　この資金計画が開業計画書の中では最も重要な部分です。

　開業計画書により、

①いつごろ収支均衡するのか

②その時の患者数はどれくらいか

③その時の運転資金の残額（預金残高）はどの位か

をしっかりと覚えておいてください。

　新規開業時は順調にいっても、保険収入は２ヶ月後の入金

という仕組みがあるので、収支均衡するまでは時間がかかります。

　このような資金の流れの仕組みを頭にいれて、**開業後は、預金残高が増えないことをあまり気にしないでください。**

　預金通帳ばかり見ていても残高は増えません！　診療に集中して患者さんを診てください。忙しくなってきたら預金通帳の残高も増えています。

14 開業3ヶ月新患数

ちょっと待った！

- 歯科収入増加のシステム！
- 歯科診療の特徴！
- 安定収入までの行程！

スタートダッシュという表現があります。何かをやる場合に、最初に全力を傾けることだと思います。

歯科開業においても同様のことが言えます。

そして大事なのは、スタートダッシュすることにより目標の安定経営に到達することを確信することです。

（1）歯科収入増加のシステム

歯科開業の場合、開業計画を立てる際に1日患者数は増えて

3ヶ月新患と平均患者数

番号	開業地	3ヶ月累計 新規患者数	1日平均患者数					
			1ヶ月目	2ヶ月目	3ヶ月目	4ヶ月目	5ヶ月目	6ヶ月目
1	東京	107	6	12	14	11	13	15
2	東京	110	6	14	21	17	21	26
3	東京	113	6	10	12	15	17	15
4	東京	113	7	8	8	9	9	11
5	東京	116	10	16	19	23	23	25
6	岩手	116	5	9	9	6	8	7
7	千葉	119	3	12	17	17	16	17
8	東京	121	8	10	10	10	11	9
9	東京	121	7	11	12	13	12	12
10	東京	129	7	9	14	13	14	16
11	東京	143	18	21	22	19	23	24
12	神奈川	145	3	11	15	20	16	11
13	東京	153	10	14	17	20	15	15
14	東京	162	13	19	16	19	21	21
15	東京	162	11	16	19	17	19	22
16	千葉	163	9	28	32	38	44	33
17	栃木	169	13	15	19	19	16	15
18	神奈川	170	6	16	21	20	20	21
19	神奈川	171	9	14	18	22	23	26
20	東京	180	17	17	23	25	28	30
21	東京	181	12	14	16	18	16	18
22	東京	183	18	18	19	18	20	21
23	千葉	184	12	23	26	20	23	25
24	神奈川	184	4	15	18	20	18	16
25	神奈川	188	2	12	15	16	18	19

いくという前提で作成します。

　また、自由診療も増えていくという前提で作成します。

　歯科の場合、開業月からいきなり採算点の診療収入になるということはまれです。

　そこで、1年位の期間で採算点の診療収入まで増加していく

番号	開業地	3ヶ月累計新規患者数	1日平均患者数					
			1ヶ月目	2ヶ月目	3ヶ月目	4ヶ月目	5ヶ月目	6ヶ月目
26	埼玉	191	14	19	17	20	18	20
27	神奈川	191	9	18	23	27	26	24
28	千葉	203	13	19	19	19	28	21
29	埼玉	203	12	20	25	24	24	22
30	東京	204	12	26	34	36	32	29
31	東京	205	15	21	22	25	26	26
32	東京	206	19	19	23	20	21	28
33	東京	208	4	16	24	27	23	29
34	東京	221	12	13	17	19	18	21
35	千葉	224	4	18	30	36	29	33
36	東京	232	18	23	25	31	35	38
37	千葉	235	16	19	21	22	19	20
38	神奈川	242	7	21	21	26	31	30
39	東京	246	10	28	31	33	35	41
40	東京	250	18	20	25	27	27	23
41	茨城	256	8	15	21	23	22	23
42	東京	258	19	30	34	37	34	37
43	東京	273	18	24	22	26	30	26
44	東京	274	15	19	21	17	22	26
45	神奈川	278	16	27	28	30	31	33
46	茨城	283	21	28	30	30	29	26
47	千葉	291	4	29	39	37	38	41
48	埼玉	304	23	35	35	35	39	44
49	東京	321	14	25	23	23	26	29
50	千葉	391	22	35	28	30	42	40

ように開業計画を作成するわけです。

　しかし、診療収入は時間が経過すれば増加するというのは間違いです。診療収入、特に保険収入の増加は、患者数の増加があって初めて達成されるものです。この点は誤解のないようにお願いします。

（２）歯科診療の特徴

　安定収入まではどのようにすれば達成するのでしょうか？

　これは、歯科の診療の特徴を意識していくことが重要です。特徴としては他科目と比較して、以下のものが考えられます。
①予約制
②治療期間が２ヶ月から３ヶ月
③治療完了後１年以内の再来院が見込まれる

（３）安定収入までの行程

　歯科診療の特徴を前提に考えると新規開業の場合は
①初診来院から２ヶ月から３ヶ月は完了患者が少ないのでレセプトは増加していく
②患者さんからの紹介は治療完了後に多い
③再初診は初診時の数が多いほど多くなる

　ということが想定され、**早期に採算点の診療収入までもっていくためには、開業から一定期間内にできるだけ多くの新規患者の来院が必要であるということになります。**

　すなわち、完了患者が多くなる前の開業３ヶ月位の間に新規患者数を増やすと、まず、当面の１日患者数の確保ができ

ます。

　次に新規患者が多ければ、治療完了したときの紹介の可能性も高くなります。そして、治療完了後6ヶ月過ぎからの再初診も増える可能性が高いということです。

　この患者数増加の循環があるので、歯科の新規開業については保険収入について、ある程度の計画達成が見込めるわけです。

　新規開業の場合、**1年後の1日平均患者数目標を25人位にした場合には、開業3ヶ月新患数は200人位を目標にしてください**。

15 開業前の節税対策

ちょっと待った！

・開業前経費のまとめ！

・勤務医時代の確定申告！

・青色申告の届出！

　開業前に準備しておくことによって、開業後の節税対策になることがあります。

（1）開業前経費のまとめ

　開業準備期間中に開業準備のために支出するものがあります。

　開業関係者との打合せ費、立地調査費用、開業コンサルタント料の支払い等です。

このような支払いは開業費といって税務上は開業してから診療収入から控除する経費となるものです。

　開業費には、開業前家賃、開業前スタッフ給与等も含まれます。

　開業費を開業後に税務上処理するためには、支出を証明する領収書が必要です。この領収書を開業前に紛失しないように保管しておくことが重要です。

　開業準備中から開業までの期間は、住居の引越等があると書類の紛失の可能性もありますからご注意ください。

（２）勤務医時代の確定申告

　勤務医時代は、勤務先が１ヶ所の場合は年末調整により給与の税金の精算がされます。その収入の状況を証明するものが給与の源泉徴収票です。**この源泉徴収票が借入実行時の必要書類になりますからなくさないように保管してください。**

　勤務先が２ヶ所以上の場合や年間給与収入が 2,000 万円を超える場合には確定申告が必要となります。この場合には確定申告をしていないと収入を証明する書類がなくなることになりますから、確定申告をお忘れなく。**特に、開業前年は開業借入の必要資料にもなりますので注意してください。**

（3）青色申告の届出

　青色申告は申告区分の一種です。他に白色申告があります。青色申告にすることにより、年間の収入よりも経費が大きくなって赤字になった場合に3年間の繰越ができたり、家族従業員に給与の支払ができたり（専従者給与）、医療機器等の経費算入に特例が適用できたり（特別償却）する特典があります。

　青色申告を適用するためには、税務署への届出が必要です。この届出の期限は開業してから3ヶ月以内です。通常は開業してから関与する会計事務所が手続をしますので心配ないのですが、開業前に対応しておかなければならない場合があります。

　勤務医時代に給与以外の収入（不動産の賃貸収入や給与相当を支払報酬として受取っている場合）があり白色申告にて確定申告している場合です。

　白色申告から青色申告への変更は、変更しようとする年の3月15日までに税務署に届出を提出することが必要です。

　変更届出の提出がない場合は、開業年は白色申告となりますので、青色申告の特典は使えないことになります。

　開業前から青色申告としておくか、開業年の3月15日までには青色申告への変更をお忘れなく。

16 開業前経費

ちょっと待った！

・開業前の支出は開業後の処理！

・開業費のまとめ方！

・開業費の税務上の取扱い！

開業を決意した日から開業にかかわる支出の領収書を保管することにしてください。

領収書の取得と保管することも、慣れないとできないことです。開業後も必要となることなのでしっかりとお願いします。

（1）開業前の支出は開業後の処理

開業前に支出した開業に関係する支出を「開業費」と言います。

この開業費は開業準備のために支出した、開業立地調査費用、打合せ費用、開業前人件費、開業前家賃等を言います。

　その会計処理は、開業後の診療収入に対応させて処理するため、開業前の段階では特に会計的な処理は必要となりません。

　必要となるのは、支出した金額の領収書を保管しておくことです。

（2）開業費のまとめ方

　紛失しないようにノート等に貼って保管しておくことをお勧めいたします。領収書を取り忘れたり、紛失することがないようにお願いします。

　そして、開業後に担当の会計事務所に渡していただければ結構です。

（3）開業費の税務上の取扱い

　税務上はこの開業費の処理をどのようにするかで開業後3年位の節税額が違ってきます。

　開業後の利益の状況により、開業費をいつでも、いくら必要経費に処理してもよい取扱になっています（任意償却）。

よって、開業後の収入と経費のバランスをみながら処理方法を決定することになります。

　また、開業後診療収入が安定してきて概算経費の適用が有利な状況になった場合、実額経費として集計される開業費の償却費については、償却費を計上しても概算経費の範囲内になってしまうため、実質的に必要経費処理の効果が失われます。**概算経費の適用年度の前年までに開業費の償却を完了しておくことが必要です。**

17 新規開業1年目の状況

ちょっと待った！

- 保険収入は3ヶ月新患数が重要！
- 新規だから自費が少ないわけではない！
- 1年後に新患再初診比を1：1に！

　開業1年目は、患者数が一定数に達していないため、年間の収入は思ったほど大きくならないのが通常です。

　そのことは、あまり気にしなくてもよいのですが、大事なのは安定経営にいたる第一歩の年なので、次につながるようにしていくことが重要です。

　新患から再初診にいたるサイクルの構築に努めてください。

（1）保険収入は3ヶ月新患数が重要

　1年目の保険収入のレセプト件数は、新患数を中心として構成されるので、開業から3ヶ月の新患数の大小に大きな影響をうけます。

　その患者数をさらに増加させる要素としてユニット台数とスタッフ数があります。

　1日平均20人がみえてきたらユニット3台、スタッフ3人体制をとってください。

そしてレセプト件数200件までは、月回数を2.5回～3回を維持しながらすすんでください。

このことができれば、1年後の1日平均患者数が20人から25人を達成できます。

（2）新規だから自費が少ないわけではない

　自由診療も保険診療と同様に患者層が厚くならないとボリュームがでてきません。

　よって開業当初から自費が安定するのは難しいのですが、自由診療は個々の歯科医師の取組により結果がちがいます。

新規開業だからといって、自由診療が少ないということはあ

りませんし、開業年数を重ねることで自然に自由診療が伸びていくということでもありません。

　ご自身の自由診療についての取組をしっかりとしてください。

（3） 1年後に新患再初診比を1：1に

　新患数と再初診数の比率を新患再初診比と言います。
　新規開業当初は、圧倒的に新患数が多く、再初診数が少ないので新患再初診比は小さくなります。
　新患数が徐々に減少して、再初診数が増加することにより新患再初診比も徐々に上がっていきます。
　開業1年後に新患再初診比1：1を目標にしてください。新患数が30人から50人でこの目標が達成できると、レセプト件数200件に近づいているはずです。
　この新患再初診比は、2年目移行は1：2を目標とし、それ以降は1：3を維持できるようにしてください。新患再初診比が1：3を超えてくると、開業地域内で人気の歯科医院と言ってもいいでしょう。

18 開業2年目以降の状況

ちょっと待った!

- 新患再初診比1：3へ!
- 診療日数の確保!
- 自由診療の患者層づくり!

　開業一年目を予定通りいった場合は、二年目以降は新患から再初診への好循環をつくることに重点をおいて下さい。そのことにより患者層が厚くなり、目標の患者数に到達します。

(1) 新患再初診比1：3へ

　新規開業立上げのポイントが新患数の確保であったのに対して、2年目以降のポイントは再初診の確保にあります。
　新患数が落ちないうちに新患再初診比1：2を達成し、レセ

プト件数の200件確保と新患再初診比1:3の達成といきたいところです。

再初診数が増えてこないとレセプト件数は増えません。かといってレセプト件数確保のために新患数を増やそうとすると、そのためのコスト増で継続が難しくなります。

早い段階で新患数の確保、完了患者からの紹介、完了患者の再初診という好循環をつくりだすことが重要です。

（2）診療日数の確保

1日患者数が安定してくると、月間の患者数に対して重要なことは、1ヶ月の診療日数です。

診療日数が不安定だと1ヶ月の患者数も安定しません。予約の段階で1日の診療可能患者数に達するような場合には、月間の診療日数分だけ患者数を確保することができます。

よって、**年間日程を作成して診療日数を合理的に確保することが大切です。**

（3）自由診療の患者層づくり

保険収入が安定化するとその後の診療収入増加の鍵は、自由

診療収入を増加させることです。

　まず、**自由診療の中心となる診療内容を決めて、その患者層を増やしながら自由診療収入を高めていくことです。**

　たとえば、その診療内容をインプラント治療とすると、インプラント治療が得意なことを患者さんに伝えなければなりませんから、HPや院内の掲示、スタッフへの教育を通じて、患者さんにインプラント治療の内容を伝えていきます。さらにインプラント治療に必要な医療機器の購入、講習会への参加等により、インプラント治療の技術水準を高めていくことも必要です。

　これらの対応によりインプラント治療の実績も増え、インプラント治療の患者層が積み重なっていくことにより、紹介や再治療の患者さんが増えて、なお一層患者層が厚くなっていくでしょう。

19 開業計画書

ちょっと待った！

・開業計画書は融資用だけではない！

・開業後の計画を立てて状況確認！

・開業計画書のココに注目！

　開業計画書の作成で、新規開業の成功をイメージしてください。

　そして、開業後の困難にぶち当たったときは、その開業計画書を見返してください。新たな勇気が湧いてきます。

（1） 開業計画書は融資用だけではない

　開業計画書の作成目的は開業をスムーズに成功させるためです。開業をスムーズに運ぶためには、関係先への説明、特に融

資を受ける金融機関への説明や、スタッフの募集条件の決定等、開業前に決定しておかなければならないことがあります。

そのようなことを決定するために、事前に計画をする必要があります。

また、開業後において収入実績、支払実績についてその状況が、計画していたものよりいい状況なのか、良くないのかの判断をするときの基準になるものでもあります。

ご自身の開業から将来的な歯科医院の基本方針を考慮した、開業計画書とすることが重要です。

（2）開業後の計画を立てて状況確認

開業してからの羅針盤となるような開業計画書とすることが、重要なことは前述した通りです。

開業前は開業することに集中していますが、開業後は診療に集中するあまり、開業前に計画したことが意識から抜け落ちていることがあります。

開業後の治療のことや収入・経費のことが現実のものとなり、現状がどのような状況になっているのかが、わからなくなる場合があります。

このような場合に基準となるのが、開業前に作成した開業計

画書です。

　開業計画書の計画した診療収入や、経費の内容と実際の診療収入や経費を比較して、開業後の実績を評価することは重要です。計画以上になるように軌道修正しながら進んでいくと目標達成がしやすくなります。

（3）開業計画書のココに注目

　開業計画書の内容について、是非とも押さえておきたいポイントがあります。

①いつ収支均衡するのか

**　開業計画書は開業するための計画書ですが、その中でも、開業して歯科医院が継続できるかの判断材料としても、重要なものです。**

　その点からは、開業後の資金の状況を押さえておくことが重要です。

　すなわち、収入と支出が均衡して預金残が増えるのはいつからかということです（収支均衡月とか収支採算時期）。

　金融機関からの質問で「いつごろが収支均衡しますか」と尋ねられたら「開業何ヶ月目です」と答えられるように意識する

とともに、ご自身でもその月を目標に診療していくことが大切です。

②収支均衡するときの収入はいくらか

　収支均衡月がわかったら、その月の診療収入の状況を収入計画から確認してください。

　例えば、開業６ヶ月目で収支均衡するとした場合、１日の患者数平均は何人か、自由診療収入はいくらか、診療収入はいくらかということを、開業計画書で確認してください。

③収支均衡するときの預金残はいくらか

　収支均衡月以降は預金残が徐々に増加することになりますが、増加直前の預金残を開業計画書で確認してください。

　その預金残が計画上の最低金額となります。

　実際の預金残が収支均衡前のこの預金残を下回ると、実際の状況が計画よりも良くないということになります。

　開業後は預金残が収支均衡予定月の預金残を下回らないように、注意を払っておくと状況判定がしやすくなります。

資金繰表

単位：千円

年 月	窓口収入	自費収入	振込収入	収入合計	経費合計	借入返済	社保源泉税	税金	支出合計	資金バランス	残高
開業時	0	0	0	0	0	0	0	0	0	0	9,100
1ヶ月	242	0	0	242	1,931	67	57	0	1,998	-1,756	7,344
2ヶ月	276	0	0	276	1,956	67	68	0	2,022	-1,746	5,598
3ヶ月	345	0	667	1,012	2,005	67	90	0	2,072	-1,060	4,538
4ヶ月	414	0	760	1,174	2,055	67	112	0	2,122	-948	3,590
5ヶ月	449	0	945	1,393	2,080	67	124	0	2,147	-753	2,836
6ヶ月	518	0	1,130	1,647	2,130	67	146	0	2,196	-549	2,287
7ヶ月	552	200	1,222	1,974	2,190	257	157	0	2,448	-474	1,813
8ヶ月	621	200	1,407	2,228	2,240	257	179	0	2,498	-270	1,543
9ヶ月	690	200	1,499	2,389	2,997	257	201	0	3,254	-865	679
10ヶ月	759	200	1,684	2,643	2,339	257	223	0	2,597	46	725
11ヶ月	794	200	1,869	2,863	2,364	257	234	0	2,622	241	966
12ヶ月	863	200	2,054	3,117	2,414	257	256	0	2,671	445	1,411
年合計	6,521	1,200	13,237	20,957	26,702	1,944	1,847	0	28,646	-7,689	
2年目	10,350	3,000	27,978	41,328	31,192	3,089	3,072	762	31,970	9,358	12,615
3年目	10,350	4,000	27,978	42,328	33,572	3,089	3,072	3,163	36,752	5,576	18,192
4年目	10,350	5,000	27,978	43,328	34,952	3,089	3,072	3,962	38,931	4,397	22,589
5年目	10,350	6,000	27,978	44,328	36,332	3,089	3,072	4,628	40,977	3,351	25,940

20 スタッフ採用

ちょっと待った！

・何人必要か！

・歯科衛生士の確保は困難！

・求人票の提出先！

事業を立ち上げるためには、「人・物・金」が必要であるとよく言われます。

人とは、人材であり歯科医院の場合は歯科医師、歯科衛生士、歯科助手、受付等ということになります。

最初は患者さんの数も少ないので自分一人で診療ということもありますが、この状態で経営を続けて生活できるだけの収入を、確保できるのであれば問題ありません。

開業して歯科経営の継続を可能とするためには、1日20人から30人を診療する必要があります。

そうなると、スタッフを採用した診療所経営を考える必要があります。

患者さんも先生お一人の診療所となると、来院しにくいのではないでしょうか。

（1）何人必要か

スタッフ採用の人数の目安ですが、ユニット1台に1人の目安で検討してください。

通常はユニット2台、スタッフ2名となります。**スタッフ3名体制は1日患者数が平均20人、又はユニット3台目の導入時に検討してください。**

採月に際しては、勤務条件をあらかじめ決定しておくことが必要です。

（2）歯科衛生士の確保は困難

現状は、歯科衛生士の確保は非常に困難となっています。

歯科衛生士さんに希望する条件のアンケートを実施すると、次のような結果がでました。

①勤務地（ターミタル駅に近い）

②休日（有給休暇がとれる）
③社会保険（厚生年金、健康保険がしっかりしている）

　以上の3点が上位に挙げられます。この条件に合う診療所に求人が集中する傾向にあります。

　ただし、新規開業の場合は別の意味で人気があります。それは、新規立上げを自分で経験できるということです。

　求人票には、新規開業であることをアピールする必要があります。

(3) 求人票の提出先

①ハローワーク
②歯科衛生士学校
③求人誌
④歯科雑誌

等が考えられますが、長い目でみれば求人は今後も必要となるものですから、長期的な観点から検討する必要があります。

　過去に歯科衛生士学校へ学生を紹介していただくために、就職担当の先生に挨拶に行ったところ、新卒の歯科衛生士の応募が10人以上あったという新規の歯科医院がありました。

　求人票を提出するだけでなく、自医院の状況を就職担当の先

生に説明することで、応募が増えることもあるわけです。

その後も、採用者の状況を歯科衛生士学校に報告していくことによって、次の求人活動にもなります。目先の求人活動だけで終わらせないようにしてください。

それでも、歯科衛生士の求人は厳しいので、勤務医時代からご自身の人脈ルートを駆使して、歯科衛生士を探しておいたほうがいいと思います。

スタッフ募集方法

募集方法	良い点	注意点
個人ルート	信頼関係を前提に採用	対象者が限られる
歯科衛生士学校	幅広く採用できる	応募者数が読めない
求人誌（有料）	経験者の採用に効果	応募者の選択に左右される
求人誌（無料）	アルバイトの採用に効果	常勤者の募集は困難
ハローワーク	コストがかからない	歯科衛生士の求人は限定的

21 開業広告・名刺

> **ちょっと待った！**
>
> ・名刺はビジネス社会の必需品！
>
> ・効果的な名刺とは！
>
> ・いつ必要になるのか！

　一人のビジネスマン、歯科医師として開業準備から開業後においても、関係者に挨拶する場は数多くあるはずです。
　その場合に、「名刺は持っていませんので」と言わなくてもいいように、是非、名刺は準備してください。

（1）名刺はビジネス社会の必需品

　直接の広告媒体ではありませんが、ビジネス社会では名刺による挨拶が常識です。これから事業を開始しようと思ったら、

まず名刺を作ってください。

（2）効果的な名刺とは

　肩書きは現在の診療所ではなく、開業予定の歯科医師としての立場で作成すればいいでしょう。開業立地や開業予定日が決定している場合には名刺に記載してください。

　名刺を渡した後の連絡方法として携帯電話番号やメールアドレスの記入があると便利です。

（3）いつ必要になるのか

　開業について、これから様々な人と関係を持っていくことになると思いますが、そのときに挨拶をして名刺交換してください。

　いままで、歯科医師から名刺を受け取ったことのない方々がほとんどだと思いますので、先生の開業への本気度を理解するはずです。そして、良き協力者になってくれると思います。

　また、**開業地の関係者には積極的に挨拶をして名刺を配ってください**。地域の方々も先生に好印象をうけるでしょう。まずは、**開業広告は名刺からです**。

22 開業広告・新聞チラシ

ちょっと待った！

- 新聞広告で知らせることは！
- 効果的な新聞チラシの活用は！
- 他の広告との連携！

　日曜日の朝刊に入っている新聞チラシをご覧になったことがありますか。

　今度は、自分の歯科医院のチラシが入っていると思ってご覧になってください。チラシのアイデアが浮かんでくるはずです。

（1）新聞広告で知らせることは

　新規開業の場合、まず地域の住民の方々に先生が開業したことを知らせることが重要です。

一種類の広告で完了することは難しいので、**複数の広告方法を組み合わせて効果的な開業広告を実施することが重要です。**

　また、広告方法の特性を生かして実施することにより、コストパフォーマンスをあげることができると思います。

（２）効果的な新聞チラシの活用は

　まず、第一弾の広告方法は新聞チラシです。**新聞チラシは広範囲に配布できることとコストが割と低く抑えられることがメリットです。**

　一方、新聞チラシの地域住民へのインパクト・浸透度は他の広告方法より落ちると思います。

　よって、新聞チラシについては広範囲に配布することに重点を置いて、配布枚数を多めに設定してください。

　開業前１回の配布につき３万枚から５万枚位のボリュームで考えてください。このボリュームだと診療圏（徒歩500メートル半径）をカバーして、二回り位の範囲になると思います。

　次に、配布の回数ですが開院前２週間から１ヶ月前に１回、念をいれれば開業前にもう１回です。

　新聞チラシ以外の開業広告との組み合わせを計画している場合には１回で十分でしょう。

新聞チラシの内容は、あまり詳細な内容にしてしまうと逆に目立たなくなります。組合せる他の開業広告との相乗効果も考慮して、できるだけシンプルにしてください。知らせたい内容を重点的にレイアウトすることが効果的です。

　知らせたい内容は、開院日、診療所名、予約電話番号、診療所の地図等です。

（3）他の広告との連携

　新聞広告は広範囲にコストを抑えて先生の開業を地域の皆様に伝える手段としては効果的ですが、広告の浸透度としては単独では弱いものがあります。

　そこで、他の広告との連携で相乗効果を出すように計画することが重要です。

　そのためには、新聞チラシを配布する時期、タイミングを他の広告との関係で工夫することが必要です。

　新聞広告を出して1週間か2週間後にポスティングの投函、その1週間後に内覧会といった風に対象地域を絞り込んでいくと、広告効果が有効に働いてきます。

23 開業広告・ポスティング

ちょっと待った!

・ポスティングの活用!

・効果的な実施方法!

・一般のDMとの違いを出す!

　一般企業のDMやポスティングと異なり医療関係のポスティングは受け取る側にとって特別な意味があります。

　ご自身の診療方針が伝わるような内容にしてください。

(1) ポスティングの活用

　新聞チラシの次の開業広告として実施したいのがポスティングのような地域の住民に直接呼びかける開業広告です。

　ポスティングというのは、投函広告とも言われるもので、各

家庭に封書入りの案内書を投函するものです。

ポスティングは新聞チラシと比較して各家庭に投函されるので住民の目にふれる確率が高くなります。

また、封書で実行するので受け取った方も重要性の認識が新聞チラシより数段高くなります。

(2) 効果的な実施方法

配布枚数は新聞チラシの1割程度、3,000枚から5,000枚を実施してください。

配布地域は新聞チラシを配布した地域の内側の地域で、ご自身の診療圏をカバーしてください。

記載内容は、診療所内や医療機器の写真を入れて盛りだくさんの内容にしてください。

先生の経歴、開業の思い、診療所の設備、診療方針、診療時間、電話番号等A4用紙の裏表ですと結構情報が入ります。

内覧会を実施する場合には、別紙で内覧会のお知らせを同封するとよいと思います。

(3) 一般の DM との違いを出す

　毎日数通の DM 広告がご自宅に届いていると思います。全てに目を通す方もいれば、内容がわかっている DM はそのままくず入れにという方も多いのではないでしょうか。

　ポスティングを実施した場合、そのような DM と同じ扱いをされては効果が半減します。

　そこで、**一般の DM との違いを出すことが必要です。**

①内容が一目でわかる装丁にする

　封筒を透明封筒にしたり、封筒に新規開業歯科であることを明示する

②紙質を上質なものにする

　長く保存していただくように上質の紙を使ってください。

③写真を多用してビジュアルにする

　ポスティングの内容は、できるだけ写真や図を多用して見やすくビジュアルなものにしてください。

24 開業広告・内覧会

> **ちょっと待った!**
>
> ・開業広告としての内覧会!
>
> ・効果的な実施方法!
>
> ・来院者はどれほどか!

　開業広告としての内覧会は、予約をどのように取るかという点を中心に運営を考えるとまとまりのあるものになります。

(1) 開業広告としての内覧会

　内覧会を開業広告のまとめとして実施することをお勧めしています。

　新聞チラシで広範囲に告知をし、ポスティングで診療圏を中心とした地域住民のかたに診療所の詳細をお知らせし、**内覧会**

で実際に診療所を見ていただき、先生、スタッフとお会いして来院の動機を高めていただくということです。

そのような流れで内覧会を計画していただくと開業広告にメリハリが出てきます。

また、内覧会を開業広告の実質的な意味で考えると**開業前に予約を取る最高の場であるということです。**

過去の内覧会で、来院者のうち予約をした割合は約３割です。

よって、開業時の目標とする新規患者数の一部は内覧会で確保できる確率が高いということです。

内覧会で予約をいただくということを意識しながら内覧会の運営を検討してください。

（２）効果的な実施方法

開催の日時ですが、開業日とあまり日をおかない週末がいいと思います。

時間は午前10時から午後4時位でいいでしょう。

内覧会の告知は、ポスティング配布時に開催内容を記載した別紙を同封したり、診療所前に告知の看板をだしたり、近隣へのあいさつ回り時に個別にご案内してください。

当日は、先生、スタッフ含めて診療と同様の準備をしてくだ

さい。内覧会参加者が来院した場合の段取りを事前に打合せしてください（案内係、予約係）。

　また、来院した方々に何をアピールするか、先生と来院者のコミュニュケーションをどのようにしてとるかということも重要です。

　過去の事例からご紹介しますと、診療所の治療システムを大きな紙に記載して掲示したり、簡単な検査を行ったり、医療機器の説明用のポップを作成したり、歯科にかかわるミニセミナーを開催したケースがありました。

（3）来院者はどれほどか

　内覧会の話をすると、実際に開催して本当に来院者はくるんですか？　と言う質問を歯科医師の先生方からうけることがよくあります。

実際に開催するとはっきりするのですが、人数の違いはありますが思った以上の来場があるはずです。

　内覧会までに実施した開業広告の効果や、地域住民の方々の新規開業歯科医院への興味が内覧会へと向かわせるのだと思います。しっかりと準備して自信を持って開催してください。

25 窓口会計

ちょっと待った！

・窓口会計のシステム化を図る！

・現金入金は全て通帳に入金！

・小口現金の活用！

歯科医院の金銭のトラブルは、ほとんどが窓口現金の横領です。

しっかりとしたシステムを構築して無用なトラブルを未然に防ぐようにしましょう。

（1）窓口会計のシステム化を図る

歯科医院の収入のうち、保険診療の約3割は窓口での現金入金です。自由診療もほぼ現金入金ですので、全体の収入の半分

近くは窓口での現金入金によることになります。

　税務署の業種区分においても、歯科医院が現金商売の区分に入っているのにもうなずけるところがあります。

　よって、**歯科医院の会計をしっかりとしたものにするためには、窓口会計をシステム化して間違いのないようにすることが重要です。**

（2）現金入金は全て通帳に入金

　窓口会計のシステム化の第一は、入金した金額を全額、銀行の通帳に入金することです。

　毎日の入金額を確認して、その金額を翌日銀行に入金することです。毎日の入金が難しい場合は、1日の入金額を封筒にいれて保管し、まとめて銀行入金してください。

　その場合に、1日の封筒毎に通帳に入金してください。後日入金額の確認がしやすくなります。

　また、1日の入金額を全額入金するためにつり銭を2日分位、別に準備することも必要です。

（3）小口現金の活用

　窓口からの出金がある場合には、窓口入金から流用するのではなく、別に準備した現金により支払いをするようにします。このような少額の支払いに備える準備金のことを小口現金といいます。小口現金の管理を受付に任せることにより、先生は診療中の支払いに煩わされることがなくなります。

　小口現金はあまり多額に準備せず、手持ちを少なくなったら補充するようにしてください。

　金額は1万円から3万円程度にして、診療材料や技工料の支払いは銀行振込等とすることをお勧めいたします。

26 給与計算

ちょっと待った！

・給与はスタッフとのかかわりの第一歩！

・シンプルイズベスト！

・専門家の活用を！

給与は受取る側も支払う側にとっても重要なことです。
些細なことでも、納得できる対応を心がけてください。

（1）給与はスタッフとのかかわりの第一歩

勤務医時代は給与を受け取る立場から開業後は支払う立場に転換です。

スタッフは歯科医院での勤務での対価を給与という形で受け取ることになります。よって、スタッフにとっては給与が勤務

したことの対価であるとともに、給与によって評価されていることでもあるのです。

給与を支払う先生からすれば、些細なことであってもスタッフからすれば重要なこともあります。受け取る給与は受け取るお金の面だけでなく、先生のスタッフに対する評価の意味合いでもあるからです。

（2）シンプルイズベスト

給与を支払う前にどのような給与体系にするかということを決めなければなりません。

スタッフの技能を反映した給与体系とすることが望ましいのですが、スタッフの技能・能力を評価する基準がなければ評価はできません。

開業時は、できるだけシンプルな給与体系として、徐々に評価の基準ができたら、能力給的な要素を入れていかれたらいいと思います。

例えば、基本給と役職（資格）手当を基本にして、給与体系を作成してください。

その他時間外手当を入れてスタートしてはいかがでしょうか。

（3）専門家の活用を

　給与体系の決定については、上記以外にも有給休暇の設定や社会保険の加入等必要なことがあります。

　全てを先生ご自身で担当することは大変ですから、給与関係の専門家である社会保険労務士のアドバイスを得ることをお勧めいたします。

27 歯科医院の収入の特徴

ちょっと待った！

・保険収入の立上げ！

・自由診療の立上げ！

・保険と自費のバランス！

　歯科医院を開業してから安定収入にいたるまでの過程には特徴があります。

（1）保険収入の立上げ

　保険収入の請求先は社保・国保になりますから請求したものは大部分が入金されます。よって、資金回収については、ほとんど問題がありません。よって、請求をしっかりとできるかが重要です。

保険収入を構成する要素としては、①診療日数、②実日数、③1回診療点数があります。月間の保険診療収入を最大にするには、各要素を上げていけばいいことになります。

①診療日数

　診療日数は保険診療収入を増加させる要素として重要です。特に、1日患者数が安定してくると診療日数と保険診療収入はほぼ比例関係となります。

　ただし、新規開業の場合には診療日数を多くとっても来院患者さんがいなければ収入をあげることはできません。

　新規開業の場合には、アポイントをいれる受け皿的に診療日数の確保を考えてください。具体的には、アポイントに余裕がある場合には、平均的な月回数2回にこだわることなく、早めのアポイントを入れられる体制をつくっておくことです。

　この結果、開業当初の月回数は3回近くになると思います。

②実日数

　実日数は月間の延患者数のことです。実日数の内容は、新規初診来院、再診来院、再初診来院に区分されます。

　新規開業の場合には、患者さん0からのスタートとなりますから、基本は新規初診数（新患数）をいかに多く獲得するか

ということにつきます。新患数の獲得ができた後は、アポイントを上手く調整して完了へと進むことになります。

逆に、患者数が安定してきた場合には、再初診数の確保が重要となります。

③1回診療点数

1回診療点数は保険診療の1回当りの平均点数です。現状の平均は約600点です。

開業当初は、実日数が少ないため1回診療点数の高低はさほど影響がありませんが、1日患者数が安定してくると、1回診療点数の高低が保険診療収入に与える影響は大きくなります。

そこで、1回診療点数についてはご自身の現状を把握しておくことが重要です。

それが先生の診療スタイルということになるでしょう。そのうえで、アポイントの間隔や月回数を検討するとよいと思います。

以上の保険診療要素についてご自身の形ができたときが安定期になるときです。

すなわち、新規開業時の新患数を増やして、その患者さんが再診となり治療の完了をへて再初診していただく。この繰り返しのなかでレセプト件数が徐々に増加して1日のアポイント

がほぼ埋まるようになり、月回数も一定の数値に落ち着いてくるような状態です。

（2）自由診療の立上げ

　自由診療はよく「水ものだ」というような表現をされる場合があります。自由診療収入が読めない、計画できないことのたとえかもしれません。

　しかし、自由診療収入が上昇していく過程を見ているとあながち「水もの」とも言えないと思います。

①自由診療収入のスポット的発生時期

　開業当初の自由診療の発生は、個々の患者さんを治療してからの話になりますので、月々の金額はなかなか安定しません。まだ、対象の患者さんが少ないなかで、治療のながれにそって発生するからです。

　自由診療の収入が安定してくると、それは自由診療の患者さんの数が一定数確保されたとも言えます。その自由診療の患者さんの一定数の水準により、自由診療の収入も決まってきます。

②自由診療収入の安定期

　自由診療の患者さんが一定数に達することにより、自由診療収入の安定期となります。いわゆる自由診療の患者層ができた状態です。

　この状況のなかでは、新規の自由診療の患者さんへのアプローチをしつつ、**自由診療の患者層の中から、自由診療をすることになりますから、先生の自由診療への取組度合いが自由診療収入に影響してきます。**

　具体的には、自由診療の患者層の方々にどれ位の時間を配分し、人（スタッフ）、物（医療機器）を投入するかということです。

③自由診療収入の増加期

　安定していた自由診療が減少する場合があります。経済環境の影響等もありますが、多くの場合は、現状の自由診療の患者層への治療が終わりかけている場合です。すなわち、新規の自由診療の患者層ができていないケースです。

　自由診療の患者さんは自由診療の患者さんを紹介するというように、自分の治療が上手くいった場合に同様の悩みをかかえる患者さんに先生を紹介したいと思うのが通常です。自由診療が減少するのは、自由診療の患者さんのなかで新規から治療完了、自費患者の紹介という循環ができていない状態です。

この循環ができてくると、自由診療の患者層はより厚くなりますから、安定期からさらなる自由診療収入が増加する成長期へと移行していきます。

（3）保険と自費のバランス

　保険収入・自費収入両者とも増加しつづけるならいいのですが、診療所開設後一定期間が経過すると、どちらに診療の中心を置くかということを意識したほうがいいようです。
　限られた経営要素（人・設備・資金）のなかで、安定経営を図ろうとすると診療の中心を保険におくか、自由診療に置くかということです。

28 歯科医院の経費の特徴

ちょっと待った！

・スタッフなくして診療なし！

・医療機器もスタッフと同じ！

・開業時の広告宣伝費！

　歯科医院の収入はある程度の法則性がありますが、経費についてはその歯科医院により異なります。

　その大きな理由は、支出の決定権を院長が持っているからです。

　例えば、患者さん関係の経費に重点を置いたり、従業員関係の経費に重点を置いたり、ご自分の趣味の支出が多かったりと様々です。

　しかし、新規開業の場合はまだ資金に余裕がありませんから、今後の経営を安定化するまでは、最低限必要なものに経費配分

することが必要です。

（1）スタッフなくして診療なし

　人件費は一度発生すると継続的に発生するものなので、過大な人件費支出はボクシングのボディブローのように、歯科医院の経営を圧迫してきます。
　また、人事管理の経験のない先生方としては、自分だけで気楽にやりたいということも理解できます。
　しかし、**歯科医院を事業として立ち上げるということは、スタッフの協力なくしてはできません**。
　患者の立場からも、スタッフのいる歯科医院といない歯科医院では、どちらを選択するでしょうか？
　人を使ってこその歯科医院経営です。
　よって、スタッフへの給与は適正額の範囲で必要なものです。ユニット1台につき1人の目途で検討してください。

（2）医療機器もスタッフと同じ

　現状の歯科医院の状況をみると、医療機器導入ブームのなかにあると思います。最新の医療機器を導入しただけで解決する

ものではありませんが、治療上必要なものは導入を前向きに検討してください。

特に、**医療機器の導入ができないことにより、自由診療の治療が制約を受けている場合には積極的な対応が必要です。**

医療機器の導入の際には、支払方法（自己資金、借入、リース）について、よく検討することが必要です。

（3）開業時の広告宣伝費

歯科医院の患者さんへの情報提供を含む広告費については、基本は口コミによることが効果的だと思います。

ただし、口コミが発生していない状況においては口コミを発生させる仕掛けが必要です。

新規開業時においては、口コミを発生させる仕掛けが開業広告です。

開業広告は、開業後の通常の広告とは意味が違います。

新規開業時には、開業3ヶ月新患数の目標等を参考に開業広告の規模を決定し、一気に、大胆に実施することが必要です。

そして、開業後は治療と患者さんへの対応により、良い口コミを発生させる方向へ広告費の重点を転換させていくことが有用です。

29 スタッフ常勤3人目の決断

ちょっと待った!

- ・1日30人になったら診療室内3名!
- ・1日30人になったら専門受付!
- ・日曜診療の場合は別スタッフで!

　開業時のユニット2台、スタッフ2名から3名でスタートして、患者数が順調に増えてきた場合に、ユニットの増設かスタッフの増員かの決断が今後の患者数の増加、維持に必要なことです。

(1) 1日30人になったら診療室内3名

　1日患者数の平均が20人を超えて30人に至る過程においては、ユニットの増設とスタッフの増員が必要です。

特に、スタッフについては開業から受付、診療室内の担当を分けていない場合には、診療室の担当スタッフを固定して、1日30人へ向かってください。
　このことにより、今後の採用するスタッフの内容も変わってくると思います。

（2）1日30人になったら専門受付

　診療室のスタッフを固定するのと同様に、そのタイミングで受付の担当も固定することをお勧めいたします。
　開業時の初診患者を中心とする患者層が、徐々に再初診患者を中心とする患者層に変化してきていると思います。
　今後の患者層の安定化のためには、再初診の患者さんとの上手いコミュニケーションがとれる受付が必要です。
　受付は歯科医院の窓口であり、まず第一の患者さんと接する立場ですので、コミュニケーション能力が高いことが重要です。
　先生は若手の受付を好む傾向にありますが、子育てを終えた位の主婦のパートで、患者さんとのコミュニケーションを上手くとって成功している歯科医院が多くあります。

（3）日曜診療の場合は別スタッフで

　平日の診療に加えて日曜診療を計画している場合は、平日の常勤スタッフを休日出勤して対応するよりは、別スタッフでの対応をお勧めします。
　どうしても、長時間勤務、休日出勤となると長続きしなくなります。
　院長も日曜出勤しているのだからという対応では、上手くいきません。事業主とスタッフの立場の違いを意識して対応してください。

30 歯科医師採用の決断

ちょっと待った！

・歯科医師1名当りの平均患者数は！

・特殊診療対応の歯科医師採用！

・歯科医師の給与設定！

　勤務歯科医師の採用には、同じ歯科医師としてかなりのプレッシャーがあるかもしれません。

　しかし、歯科診療所経営を継続するための重要な決断ですから前向きに検討してください。

（1）歯科医師1名当りの平均患者数は

　スタッフの採用以上に歯科医師の採用は難しいと思います。希望するような歯科医師が来てくれるかということがありま

す。
　また、採用できたとしてもできる歯科医師は独立志向が強いので、長期計画の採用が難しいということがあります。
**　患者数が多くなってご自身での治療が難しい場合の歯科医師採用は、1日平均患者数が30人を超えるようになったら検討してください。**
　この場合でも、平均的に患者数が多いというよりは、午前中とか夕方とか患者数が集中する時間帯、患者数が多い曜日を特定した非常勤歯科医師の採用から始めてください。

（2）特殊診療対応の歯科医師採用

　治療内容でご自身で担当しないもの以外をお願いする、歯科医師の採用もあります。矯正治療、インプラント治療等、自費にかかわる治療が多くなるかもしれません。
　患者側からみれば、治療メニューは幅広いほうがありがたいものですし、専門の歯科医師の治療を望む傾向にあります。特殊治療対応の歯科医師採用についても検討してください。

(3) 歯科医師の給与設定

　歯科医師の給与設定については、勤務形態により異なります。常勤の分院長待遇であれば、基本給と保険・自費の歩合の併用が多いようです。

　長期的に共同経営者的に考えている場合には、歩合無の定額給与にして、退職金制度や社宅制度等の複利厚生を充実させていく方法もあります。

　自由診療の歩合の場合には、診療収入の20％から25％を歩合給としている場合が多いようです。

31 医療法人化の決断

> **ちょっと待った!**
>
> ・診療収入 6,000 万円、利益 2,000 万円!
>
> ・分院展開の前提!
>
> ・法人化により長期雇用体制を!

　事業の継続を図るためのシステムを税制上検討すると、現代においては法人制度ということになります。

　医療においても、同様のことが言えます。法人化への制約を解決しながら法人化の検討を進めてください。

(1) 診療収入 6,000 万円、利益 2,000 万円

　医療法人化の目的は種々ありますが、一番多いのは節税面です。

一般会社でも事業会社はある程度の規模になると、個人事業から法人に移行していることからもわかるように、事業を長期に継続するには、法人形態のほうが都合がいいということができます。

その主な理由は節税ということです。このことは、現行の日本の税制が法人税と所得税では、法人税率のほうを低く設定しているからです。

また、法人化した場合には、事業主の報酬は給与というかたちで個人に支払うことになりますが、給与で支払う場合には一定額の控除（給与所得控除）があるため、個人事業よりも同収入でも控除がある分税金が安くなります。

また、将来の事業承継においても、平成19年4月以降に設立された医療法人においては、個人財産として後継者に引継ぐより、医療法人として引き継いだほうが相続面でも有利な状況となりました。

（2）分院展開の前提

さらに、医療の場合には診療所を複数運営（分院）しようとした場合には、個人事業では展開できないことから医療法人化して展開せざるを得ません。

分院展開を考えている場合には、節税面に優先して法人化をご希望される場合があります。

(3) 法人化により長期雇用体制を

　法人化することにより、個人事業と比較して事業と家計が区分されるので、お金の面だけでなく事業と家計の区分けがはっきりとして管理しやすい面があります。
　また、**法人化すると社会保険等が強制加入となり、従業員の福利厚生制度も充実し、長期雇用の前提が整ってきます。**

32 ユニット3台目の決断

ちょっと待った！

- 開業1年目までに3台！
- 1日平均患者数20人までに3台！
- 3台目増設のための購入資金は！

　歯科医院の安定経営のための収入基準を年間4,000万円から5,000万円とすると、設備面からみるとユニットは3台以上ということになります。

　よってユニット3台は、安定経営に至るまでの必要条件でもあります。

(1) 開業1年目までに3台

　新規開業して順調に患者数が増えてきた場合には、1年目で

3台目のユニット増設が必要になります。

　新規開業3ヶ月累計の新患数が200人を超えるような状況にあっては、その患者さんが完了後、親しい友人等を紹介されます。また6ヶ月経過後に再初診で来院という患者さんの流れができた場合には、いままでの新規患者さんにかわって、再初診の患者さんの来院が見込まれます。

　そのような流れができたら、開業9ヶ月から12ヶ月目にあわせて、3台目のユニット増設を検討することになります。

（2）1日平均患者数20人までに3台

　1週間ごとに1日平均患者数を概観した時に、週の内1番登場回数の多い1日患者数が翌週の平均患者数になることがあります（今までの経験により）。

週の内1日患者数に20人以上の日が半分以上あるようなら、1ヶ月の平均患者数は20人以上になります。

　ユニット1台当たりの1日平均患者数は7人から10人ですので、20人を超えると2台のユニットでは診療の流れがうまくいかなかったり、アポイントがうまく入らず、1日平均患者数が減少傾向になってきます。

このような場合は、スタッフの採用かユニットの増設が必要

な時期です。

　先生ご自身の診療スタイルにより、スタッフの採用がいいかユニットの増設がいいかを検討してください。

(3) 3台目増設のための購入資金は

　ユニット増設のための資金はどうすればいいでしょうか。

　特に開業1年目での3台目のユニット増設については、かなりの決断を要すると思います。

　ちょうど3台目のユニット増設が必要な時期が収支均衡時期と重なり、資金残は最低の時期となる場合が多いからです。

　通常は資金がないからユニットの増設はあきらめる場合が多いと思います。

　しかし、ここで増設しなければ計画されている1日平均患者数25人から30人への道は遠のくことになります。

　計画通りに来ている場合は、自信を持って増設してください。

　その場合の資金は、預金残に余裕があれば自己資金によりますが、それ以外の場合にはリース購入をお勧めします。

　この時期の借入は、新規開業時以上に難しいからです。

33 節税対策

ちょっと待った！

- 脱税と節税の違い！
- 節税対策の基本！
- 開業時の節税対策！

　個人事業、医療法人においても節税対策は重要な意思決定をともなうものです。節税対策とはどういうことでしょうか？

（1）脱税と節税の違い

　脱税とは税を逃れることですので、違法行為です。**歯科医院を開業して脱税となることをおこなった場合は、税法上の罰金のほか、悪質な場合には歯科医師免許はく奪という事態もあり得ます。**

税法上規定されている脱税の概念は、売上等の仮装や隠ぺいです。

　具体的には、自由診療収入を売上として計上していないとか、存在しない従業員に給与を支払ったように仮装して計上するような場合です。

　これに対して、節税は税法の規定にのっとって税金を軽減する手法です。

（２）節税対策の基本

　節税対策を大別すると２つの方法に分かれます。

①税金の繰延対策

　課税利益が計画より多額に発生しそうな場合に利益を繰延べることによって、当期の税額を減少させる方法です。

　この方法は税金の繰延ですので、次期以降の税金が増えることになります。

　よって、**次期以降に他の節税対策により税金の圧縮が可能な場合にとられる対策です。**

　具体的には、毎月支払っている家賃を半年払いに変更する方法があります。家賃を半年払いにすると１回目の支払いによ

り6ヶ月分の家賃が経費となります。

　ただし、次の6ヶ月間は家賃の支払いがないため経費の計上はありません。すなわち、経費の前払いなので、支払い後の期間では経費が少なくなるわけです。

　この支払期間の間に決算を迎えると決算時は経費が多く、決算後は経費が少なくなることになりますから、決算時は税金が少なく、決算後は税金が多くなることになります。

　決算後に他の節税対策により税金の削減ができれば節税対策として完結することになります。

②税金の圧縮対策

　税金の圧縮対策というのは、**その対策をとることによって税金が圧縮され節税対策として完結する手法です。**

　具体的には、医療法人の役員に対して退職金を支払うことにより医療法人の税金を圧縮するような手法です。

　この場合に、役員が受け取る退職金の税金よりも医療法人で削減される税金のほうが多ければ、節税対策として完結するわけです（通常は退職金の税金のほうが少ない）。

(3) 開業時の節税対策

①青色申告が基本

　開業時の節税対策の基本は青色申告をすることから始まります。

　青色申告というのは、個人・法人の申告の区分のことですが、その前提として正確な記帳と書類の保管がなされることが要件となっていますので、青色申告の要件を満たすことにより税金上の恩典を受けることができる制度です。

　具体的には、**個人の場合は赤字の３年間繰越、専従者給与の支給、特別償却等があります**。

　赤字の３年間の繰越は、開業初年度はほとんどが赤字となるため、その赤字を利益がでた年に相殺できる制度ですので、新規開業の場合は特に活用の場面があります。

②専従者給与の設定

　専従者給与は、青色申告をしている場合に、家族従業員に給与の支給を認める制度です。

　専従者給与を支給するためには、その専従者が歯科業務の50％以上関わっていることと、その給与について税務署に届出をし、給与として処理をすることが必要です。

③開業費の計上

　開業費というのは、開業前に開業準備のために使った支出のことです。この開業費は開業後の収入に対応させる経費ということになります。

　このような支出があっても、開業後にそのままにしておいては経費処理することができません。

　開業前の領収書を保管して、開業費として処理することによって、収入から控除できる経費となります。

34 いざという時のために

> **ちょっと待った！**
>
> ・親族からの借入！
>
> ・生命保険からの契約者貸付！
>
> ・銀行カードのキャッシュローン！

　開業準備から開業までも多額の資金が必要です。必要資金については開業計画書を作成して準備していくものです。

　開業してからの収入は診療収入が中心となりますから、そのなかでやりくりしていくことが基本です。

　しかし、一国一城の主となると勤務医時代には想定できなかった資金が必要となる場合があります。それは、事業関連、事業以外でもでてくるかもしれません。

　そのような緊急的な支出に対応するために、できれば自己資金の準備があれば理想的です。

しかし、開業準備でいままでに蓄積した預金は使ってしまっているのが普通でしょう。
　そこで、いざというときに使える資金のあてをつくっておいてください。

（1）親族からの借入

　緊急時の対応ですので、頼れるのは親族です。いざというときに事情を説明して資金を工面いただける親族がいることは重要なことです。
　困ったときに頭をさげて援助をお願いできる親族との関係を保っていることも社会人としてもっと重要なことではないでしょうか。

（2）生命保険からの契約者貸付

　生命保険はいざというときの保障制度ですが、**生命保険の種類によっては、解約返戻金を原資にした貸付制度があります（契約者貸付）。**
　金利支払いや返済の必要はありますが、利用しやすい資金です。開業前から加入している生命保険を確認してください。

(3) 銀行カードのキャッシュローン

　銀行のキャッシュカードに付帯したサービスにキャッシュローンがあります。

　使わなくても利用枠の登録だけでもしておいてください。通常の借入よりも金利が高いので緊急時の利用と考えてください。

　キャッシュローンといっても銀行の審査がありますから、開業後収入の実績のない開業年度や確定申告が終了していない時期においては、審査が通らないことがあります。

　逆に、**安定的な給与収入がある勤務医時代のほうが審査が通り易い場合もあります。勤務医時代に準備しておくことをお勧めします。**

35 金融機関との付き合い方

> **ちょっと待った!**
>
> ・開業資金の相談には段取りが必要!
>
> ・借入と預金取引は別物!
>
> ・メインバンクを作る努力!

　勤務医時代は、金融機関は預金の預け先であったり、住宅ローンの取扱先である以外あまり付き合いがないのではないでしょうか?

　開業資金の借入に際して、いきなり銀行の窓口に行っていやな思いをしたり、勤務先に来ている銀行の取引先課の担当に、開業融資の相談をしていい返事をもらったことで、融資を受けられると思っていたら実際は難しかったりしたことを、よく開業準備の先生方から聞くことがあります。

（1）開業資金の相談には段取りが必要

　開業資金の相談をする場合には、あらかじめ銀行の担当部署にアポイントをとっていかなければ話が進みません。できれば、相談に行く銀行と取引がある方の紹介があればなおいいと思います。

　勤務医時代は預金を預ける立場でしたので、特に気をつかうこともなかったと思いますが、融資を受ける場合は、他人のお金を借りる立場になりますので、それなりの準備が必要です。

　開業資金の借入の場合には、
①開業計画書
②開業計画の前提となった見積書
③担保となる不動産の登記簿謄本
④経歴書及び医師免許書
等を持参し、話が具体化したら銀行から要求された資料を提出することになります。

　最初の訪問から融資決定までは 1 ヶ月位は時間を要しますので、そのつもりで対応してください。

(2) 借入と預金取引は別物

　開業資金融資が決定した後は、開業後の取引になります。

　借入と預金を同一の銀行にする必要はありませんが、借入した銀行へは毎月の返済がありますから、返済用の預金取引は最低限必要です。

　さらに、**借入の条件として社保・国保の振込口座を返済口座と同一にすることを、条件とされることが通常です**から、振込口座を他の口座や他の銀行にしたいと考えている場合は注意してください。

　預金取引は毎日の窓口入金額の預け入れ口座として必要となるので、診療所から近い銀行の支店が便利です。この支店が借入先の銀行と異なる場合は、窓口入金用の口座として設定しても結構です。

　また、**スタッフの給与の振込口座もできるだけ同じ銀行の同じ支店にすることにより、事務作業の効率化を図ってください。**

　以上により預金口座はメイン口座（社保・国保の入金、経費支払、給与支払い等）と窓口現金の入金用の口座、先生自身のプライベート用の口座の、3つがあれば十分です。

　メイン口座と窓口入金用がひとつにまとまれば、2つの口座ということになります。

（3）メインバンクを作る努力

　一般企業の場合には、銀行取引について預金取引、借入取引の中心となる銀行をつくっていくことに重点を置いています。
　これは資金が必要になったときに、スムーズに取引ができるようにという思いからです。
　歯科医院の場合は一般企業ほどではありませんが、自医院のメインバンクになるような金融機関をつくるように心掛けてください。

36 会計事務所との上手い付き合い方

> **ちょっと待った！**
>
> ・新規開業が得意な会計事務所！
>
> ・歯科専門の会計事務所！
>
> ・毎月訪問がある会計事務所！

　開業している歯科医師の方々は、確定申告に際してほとんどの方が会計事務所とお付き合いがあると思います。

　依頼している業務は、会計業務、税務申告、歯科コンサルティング等が主なものだと思います。

　歯科開業セミナーに参加した先生方からも、どのような会計事務所に依頼すればいいのかという質問をうけることがあります。

　私としては橋本会計にどうぞと申し上げたいのですが…。

（１）新規開業が得意な会計事務所

　歯科の先生の中にも専門があるように、会計事務所にもそれぞれの得意分野があります。

　新規開業の場合には、できるだけ診療に集中して、その他のことについては外部の専門家にまかせたほうがいいと思います。

　このような点から**私がお勧めする会計事務所とは、新規開業を数多く担当している会計事務所です。**

　新規開業は既存開業と異なり、収入と支出のバランスをとるまでに時間を要します。

　だからといって、収入を伸ばすための経費を出し惜しみしては、目標の収入は達成されません。

　また、新規開業の先生方は昨日まで勤務をされていて、歯科医院の経営については経験のない方がほとんどです。そのような先生方に今後発生するであろう様々なことを事前にアドバイスできなければ、新規開業のお手伝いをしたとは言えないでしょう。過去に新規開業を経験している会計事務所ならではのノウハウがそこにはあるはずです。

　そのノウハウを使って早く新規立上げをすることが開業の先生には有効です。

（2）歯科専門の会計事務所

　新規開業の経験に加えて重要なのが、**歯科専門であるということでしょう。**歯科専門でなくとも、歯科のお客様が 50 社以上あれば専門に近いサービスが期待できると思いす。

　なぜかというと、新規開業を予定通り立ち上げるためには、**歯科医院の患者数の増え方や収入をアップさせるノウハウがあったほうが有効だからです。**そのノウハウは主に、他歯科医院の過去の開業データから得られることが多いのです。

　自分と同程度の規模の歯科医院がどのような方法により、どの位で目標の収入に達したかがあらかじめわかれば対策も立てやすいというものです。

　新規開業が成功して別の依頼目的が生じてきたら、それにあった会計事務所に変えてもいいと思います。

（3）毎月訪問がある会計事務所

　会計事務所との契約後はコミュニケーションをよくとることが重要です。最低でも月 1 回の打合せができるような契約が望ましいと思います。場合によっては、年 1 回の契約とか、資料の送付のみの契約の会計事務所もありますが、右も左もわから

ない新規開業の場合は、毎月打合せをしてしっかりとした経営基盤を早くつくることが、安定経営への近道です。

そのためには、会計事務所とのコミュニケーションをよくとって、上手に会計事務所を使うことをお勧めします。

歯科会計料金表

単位：円（税抜価格）

業務内容	業務内容詳細	料金単位	新規開業	年収5,000万円未満	年収1億円未満	年収1億円超
①月次業務	資料整理	1ヶ月	40,000	50,000	60,000	70,000
	資料確認					
	月次決算					
	コンサルデータ作成					
	月次決算報告書作成					
②決算業務	決算資料整理	1事業年度	160,000	200,000	240,000	280,000
	決算処理					
	コンサルデータ作成					
③申告業務	申告書作成	1事業年度	40,000	50,000	60,000	70,000
	決算報告書作成					
④年末調整	控除証明書等整理	1事業年度	0	50,000	60,000	70,000
	年末調整処理					
	支払調書・合計表作成					
⑤給与計算	給与データ整理	1ヶ月	10,000	15,000	18,000	21,000
	給与計算					
	給与明細作成					
⑥実費	医療会計ノート	1ヶ月	1,000	1,000	1,000	1,000
	交通費	1ヶ月	実費	実費	実費	実費
⑦医療法人設立申請	スポット依頼の場合	1申請	800,000	800,000	800,000	800,000
	契約後依頼の場合	1申請	500,000	500,000	500,000	500,000
	分院増設の場合	1申請	250,000	250,000	250,000	250,000
⑧税務調査立会	責任者	1日	60,000	60,000	60,000	60,000
	担当者	1日	30,000	30,000	30,000	30,000

（注）上記金額の別途消費税が課せられます
　　（外注依頼業務）1.社会保険関係業務　2.登記関係業務

〈著者経歴〉

歯科会計の橋本会計
公認会計士・税理士　橋本　守

昭和32年7月	岩手県盛岡市生まれ
昭和51年3月	岩手県立盛岡第一高等学校卒業
昭和55年3月	明治大学商学部商学科卒業
昭和55年9月	公認会計士第二次試験合格
	監査法人、公認会計士事務所をへて
平成8年9月	橋本会計設立開業、現在にいたる

開業時より歯科医院の開業から事業承継業務に特化した会計事務所として活動している。これまでの歯科開業支援者数は約350社、現在250社の歯科医院の税務・会計顧問として業務を行っている。

新規開業 300 社コンサルの公認会計士が本音でアドバイス！
ちょっと待った！その歯科開業

発行日	2015 年 2 月 1 日　第 1 版第 1 刷
著　者	橋本　守
発行人	湯山　幸寿
発行所	株式会社デンタルダイヤモンド社
	〒 113-0033
	東京都文京区本郷 3-2-15　新興ビル
	TEL 03-6801-5810（代）
	http://www.dental-diamond.co.jp/
	振替口座　00160-3-10768
印刷所	能登印刷株式会社

©Mamoru Hashimoto, 2015

落丁、乱丁本はお取替え致します。

- 本誌に掲載する著作物の複製権・翻訳権・上映権・譲渡権・公衆送信権（送信可能化権を含む）は、㈱デンタルダイヤモンド社が保有します。
- [JCOPY] <㈳出版者著作権管理機構 委託出版物>
  本誌の無断複写は著作権法上での例外を除き禁じられています。複写される場合は、そのつど事前に㈳出版者著作権管理機構（TEL：03-3513-6969、FAX：03-3513-6979、e-mail：info@jcopy.or.jp）の許諾を得てください。